整形外科医
だから
教えられる

心と身体がラクになる

“快眠”テクニック

小林整形外科クリニック院長 小林恵三

游藝舎
YUGEISHA

まえがき

これから私がこの本でお話しするのは、健康で幸福な人生を送るための「快眠テクニック」です。

みなさんは、多くの日本人が圧倒的に睡眠不足なことをご存知でしょうか。

先進国33ヶ国中最も睡眠時間が短く、労働生産性にも影響を与えていると言われています。

私が10代から20代の頃、猛烈に働くことが善しとされた「24時間戦えますか」というCMのキャッチフレーズが流行語となり、大学受験生について4時間睡眠で勉強する者は合格し、5時間睡眠すると落第するという意味の「四当五落《しとうごらく》」という言葉がありました。勤勉な国民性もあって、睡眠はムダな時間と思われていたのかもしれません。

しかし昨今では「睡眠負債」という言葉が生まれ、健康番組でも「睡眠」が頻繁に取り上げられるようになりました。

また睡眠研究も進み、睡眠は脳や身体を休ませるだけではなく、最新の研究では睡眠により私たちは日々生まれ変わっていると言われています。

働き方改革が本格的にスタートし、本来なら十分な睡眠時間を確保できるはずなのに、現状、日本人の多くが不眠や朝起床の肩こり、頭痛に悩まされています。

睡眠は、実に1日の3分の1の時間を占めます。単純に8時間はベッドの上で過ごす計算になります。そうなれば「睡眠中にどれだけ心身を休めることができるか」が問題になってくるはずです。

そこで大切になってくるのは「睡眠姿勢」です。どんな「寝方」をすればよいのか、つまりどんな睡眠姿勢をすれば心身はスッキリと目覚めることができるのかについて、本書ではフォーカスしました。

また、ぐっすりと眠るためには、「寝返りの打ちやすさ」と、何よりご自身に合った「枕」が重要だと説いていますが、本文ではその「枕の作り方」をご紹介するほか、どんなマインドで日々過ごせばいいのかなど、眠りにつくためのコツもお伝えします。

まさに整形外科医直伝の「快眠テクニック」をみなさんにお届けします。

毎日誰もが行っている「睡眠」。ぜひ、その重要性を再度認識し、本書が毎日を楽しく健康に過ごしていただくきっかけになれば幸いです。

小林恵三

2024年9月吉日

contents

まえがき……3

第1章 あなたの睡眠、疲れ・痛みはとれていますか？
～整形外科医が教える心と身体の休ませ方

朝、気持ちよく目覚めることができていますか？……14
質の低い睡眠が慢性的な心身の不調を引き起こす～快眠のための3つのポイント……21
高級ホテルに泊まったからといって熟睡できるとは限らない!?……25
痛くて寝られない時は枕を変えなさい……28
寝る姿勢と無関係ではない「いびき」「睡眠時無呼吸症候群」……31
そもそも「寝だめ」は健康にいい？　悪い？……34
「寝だめ」のせいで国内なのに時差ボケ!?……37
熟睡のキーワードは90分！……40

第2章

適度な運動で寝つきと寝起きをよくする！

～整形外科医が教える快眠と足の関係

朝のウォーキングが快眠への第一歩……44
質の高い睡眠を得るためにも下半身のコンディションを意識する……47
たった1㎜が大切なインソールの世界……50
運動と眠気の切っても切れない関係……54
無理のない範囲で運動するのがコツ……56
食事と睡眠の深い関係……59
15分の昼寝が、夜の眠気を誘う……63
眠る時のベスト体温はこれ……66
入浴で体温をコントロールする……69
夜寝る前のNG行動・ぐっすり眠るためのおすすめ習慣……72
ぐっすり眠るための快適な睡眠環境とは……76

第3章

眠りの深さは「寝ている時の姿勢」が9割！

～整形外科医が教える快眠と寝具の関係

睡眠時の姿勢をあなどってはいけない！……82
あなたの眠る時の姿勢は？ ～海外メーカーの寝具は日本人には合わない？……86
仰向け、横向き、うつぶせ～どの睡眠姿勢がいい？……89
良い睡眠姿勢の条件はたった2つ……91
一晩で寝返りの回数は20回!? ～スムーズな寝返りは寝具が決める……94
睡眠の質を上げる正しい枕・3大条件とは？……97
自分にピッタリの手作り枕の作り方……104
硬い布団？　柔らかい布団？……110
体の痛みは不適切な寝具が原因かも？……113
こんな辛い症状も寝具を変えると改善するかもしれない……115

第4章

心を整えて睡眠の質を高める

～整形外科医が教える快眠マインドセット

小学生の頃は「不眠」だった!? …… 122
過去の失敗を何度も思い返さない〈快眠マインドセット①〉 …… 124
失敗は笑いに変えてしまうくらいでちょうどいい〈快眠マインドセット②〉 …… 128
相手の課題と割り切ると人間関係がラクになる〈快眠マインドセット③〉 …… 131
何か言われても心に余裕を持つ〈快眠マインドセット④〉 …… 134
不測の事態はよくあることと割り切る〈快眠マインドセット⑤〉 …… 138
一日くらい眠れなくても気にしない〈快眠マインドセット⑥〉 …… 140
悩みは夜に考えない（朝の時間の有効活用）〈快眠マインドセット⑦〉 …… 142
誹謗中傷する人は「ひよこちゃん」と思う〈快眠マインドセット⑧〉 …… 145
「合わない」と悩まず、自分に合うものさしを探せばいい〈快眠マインドセット⑨〉 …… 148

第5章

眠りのギモンに名医が答えます！「快眠119番」

そもそも不眠症ってどんな症状を言うの？……154
何がなんでも寝ないといけないの？……156
睡眠薬にはどのくらい頼っていいの？……158
睡眠サポートのサプリやドリンクって本当に効くの？……162
漢方薬はどんなふうに活用したらいい？……165
そもそも夢はなんで見るの？　見たほうがいいの？……168
レム睡眠とノンレム睡眠、何が違う？……171
枕は高ければ高いほどいい？　素材は何がおすすめ？……174
素材は低反発がいい？　それとも高反発？……176
理想的な掛け布団の重さってあるの？……179
抱き枕を使ってもいい？……181
よく寝違えます。原因は何でしょうか？　対処法はありますか？……183

寝ている間に睡眠の質をはかることができる!?……185
目覚まし不要！　自己暗示で起きる方法があるって本当？……189
アロマテラピーは不眠に効く？……191
あとがき……194

※本書では「体《からだ》」に加えて、一部「身体《からだ》」の表記を用いています。

第1章

あなたの睡眠、疲れ・痛みはとれていますか？

～整形外科医が教える
心と身体の休ませ方

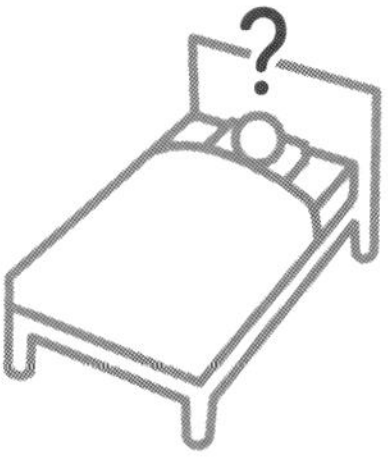

朝、気持ちよく目覚めることができていますか？

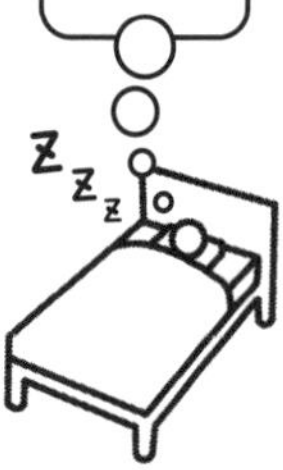

「朝、だるくてなかなかすぐに起きられない」
「朝起きると体が痛い」

私が運営するクリニックには、このような寝起きや睡眠の悩みを訴える患者さんが後を絶ちません。お話を伺っていても、どことなくけだるそうな雰囲気が漂います。

ただし、そうかといってまるっきり病気というわけでもありません。だからこそ、「どうやってこの不調と向き合えばいいのかわからない」、そうおっしゃるのです。

朝、気持ちよく目覚めることができていない、そして日中もだるさが残るというのは、熟睡できていないことの表れです。

また、クリニックに来られる患者さんの中には「早く寝たのに、夜中に何度も目が覚めてしまう」という方も多くいらっしゃいます。

ちょっとした物音で目が覚めてしまう。あるいはトイレに行きたくなって起きてしまうなど、夜中に目が覚める原因はさまざま。

しかも、自分ではしっかりと寝ているつもりでも、意外と熟睡できていないこともあります。当然、朝の目覚めもよくないことが多いでしょう。

では、なぜ睡眠が大事なのでしょう。普段あまり考えることはないかもしれませんが、睡眠中は大きく分けて２つの仕事が行われています。１つが体の「修復・再生」。そしてもう１つが「解毒・整理」というものです。夜、眠りに入って２～３時間後から成長ホルモンが分泌され、それらが細胞を修復します。よく**私は骨粗鬆症の患者さんに「治るには睡眠が大事ですよ、よく寝てくださいね」と話をする**のですが、まさにこれは体の回復には睡眠が重要だから。

同様に、筋肉を傷めたりした場合もよく寝て体を休め、体を修復する時間に充ててほしいからです。ちなみに「脳」も、昼間得た知識や情報を睡眠中に整理しているのです。私たちは意識がありませんから気づきませんが、実は体内は夜間工場を持っている、ということになります。

体って、なんて働き者なんでしょう！　まるで私みたい……というのは冗談ですが（笑）。

さて、読者のみなさんはいかがでしょうか。しっかり眠ることができていますか？

眠ることは夜間工場を正常に動かすことにもつながります。

まずは、あなたの熟睡度をチェックするところから話を始めてみましょう。

あなたの睡眠、心身の疲れは取れていますか？　熟睡度チェック！

ご自身がどれくらい熟睡できているか、以下の項目をチェックしてみてください。

①ベッドに入るとすぐに眠りに落ちる

実は、寝つきが良すぎるのも、あまり好ましくありません。「ベッドに入って一瞬で寝られる」と聞くと、一見、健康的で何の問題もなさそうに思われます。しかし、入眠時は、ゆっくりと段階的に眠りにつくほうが望ましいとされています。

②いびきをかいている

「いびき」も、典型的な、悪い睡眠のサインです。いびきをかいている人の体に何が起こっているかというと、気道が狭くなって、摩擦によって音が生じているのです。さらに、酸素不足になりやすく、交感神経が働くため、「寝ても疲れが取れない」状態になりやすくなってしまいます。

③呼吸が止まっている

いびきが悪化すると、寝ている間に呼吸が止まります。これは「睡眠時無呼吸症候群」と呼ばれ、いびきよりも、さらに酸素の供給量が少ない状態となります。日本人の推定患者は２５０万人とも言われ、社会問題ともなっています。

④寝ている間に何度も目が覚める

寝ている間に何度も目が覚めてしまう、いわゆる「中途覚醒」も、熟睡できていない証拠です。

⑤目覚めたら、寝汗を大量にかいている

人は、寝ている間に、コップ1杯分の寝汗をかくと言われます。発汗することで体温が下がると、睡眠の質が良くなるので、ある程度は必要なものですが、パジャマがぐっしょりと濡れるくらいに大量の汗をかくのは、悪い睡眠をとっているサインです。

寝汗を大量にかくということは、体内にある「交感神経」が優位に働いている証拠。質の良い睡眠をとるためには、寝ている間に「副交感神経」を働かせる必要があるのです。特に夏場は室温を調整するようにしましょう。

⑥朝起きて疲れがとれていない、頭痛がする、体が痛い、歯が痛い

本来であれば、朝の時間は、前日の疲れがとれて、一番元気な状態なはずです。ところが、朝起きても「疲れが取れていない」「頭痛がする」「体が痛い」などの症状があれば、睡眠の質が良くない可能性があります。寝起きに歯が痛いなどの症状があれば、寝ている間にストレスで歯を食いしばっていたのかもしれません。

⑦起床後４時間の間に眠気を感じる／あくびが出る

人間には体内時計があります。体内時計のリズムから言うと、本来であれば、起床後４時間は目が覚めている状態になります。もし、起床後４時間の間に眠気を感じるのであれば、睡眠の質が良くない可能性を疑ってみましょう。

⑧日中にうたた寝をする

日中に何度もうたた寝をする人もまた、夜の睡眠の質が悪く、熟睡できていない可能性があります。また、15分ほどの短い時間のお昼寝ならば構いませんが、昼間に寝すぎると、夜の睡眠にも悪い影響を与えてしまう可能性があります。

⑨やる気が出ない、気分が沈みやすい

卵が先か鶏が先かわかりませんが、メンタルと睡眠の間には深い関連があります。睡眠の質が悪いとメンタルの調子も悪くなりやすいですし、逆に、メンタルの調子が悪いと睡眠にも悪影響を与えます。朝起きて、やる気が出ない、仕事に行く気が起きないということであれば、良い睡眠がとれていないかもしれません。

⑩風邪をひきやすい、体調を崩しやすい

睡眠と免疫力の間にも大きな関係があります。睡眠の質が悪いと、免疫力が低下し、体調を崩しやすくなるため、注意が必要です。

⑪血圧や血糖値が高い

血圧や血糖値が高いのは、食事ではなく、睡眠が原因の可能性もあります。血圧や血糖値は自律神経と関係しているので、交感神経が優位になるような質の悪い睡眠を続けていると、血圧や血糖値にも影響を与えてしまうのです。

⑫休みの日に昼まで寝ている

平日と休日の起床時間の差が、2時間以上ある人は要注意です。休日に起きられないということは、平日の睡眠の質が悪い、もしくは十分な時間を確保できていない可能性が高いです。

さて、みなさんはいくつ当てはまりましたか？

チェックが0～2個程度であれば、おおむね良い睡眠がとれていると言っていいでしょう。ただし、チェックが3個以上の場合は要注意。睡眠を根本的に見直す必要がありそうです。

質の低い睡眠が慢性的な心身の不調を引き起こす
～快眠のための3つのポイント

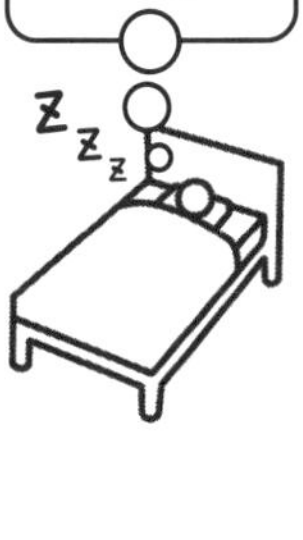

どうでしょうか。

チェックがたくさんついてしまったという方も多いのではないでしょうか。

振り返ると、かつての私もそうでした。

勤務医として当直勤務をしていた頃の私はとにかく不規則で、仮眠をとって次の患者さんの治療、診察に向かうこともしばしば。そのせいか風邪をひいたり体がだるかったりと、なんともいえない不調に見舞われることもありました。ただ、それも若さで乗り切っていたように感じます。

こうした不調がさっぱりなくなったのは、今のクリニックを開院してからです。といっても別に患者さんが来なくなって時間ができたからではありません（笑）。むしろ今まで以上に患者さんとの関わりは深くなりました。何よりクリニックを背負っていく立場上、体調管理を徹底しなくては、という意識に変わりました。

患者さんを診療するには、まず自分が元気でなくてはなりません。朝起きた時から、体の痛みがなく、目覚めもスッキリ。日中に体の痛みもなく、だるさもない。最初の患者さんが来てから最後の患者さんを見送るまで、安定したパフォーマンスで診療することが私にとっての重要課題になりました。

そのためにはどうすればいいか。もちろん、日々の食事や運動は大切ですが、私は特に「睡眠」が重要だと感じていました。**睡眠は活動の基本。質の高い睡眠がなければ、いくら食生活に気を使ったり運動をしたところで、あまり意味がない**と感じたからです。

そこで私が良質な睡眠をとるために実践したことが、次の3つです。

①眠る時間、起きる時間をほぼ一定にした

良質な睡眠、さわやかな目覚めには、レム睡眠とノンレム睡眠のサイクル（後述）を含んだ睡眠が不可欠とされています。それをもとに自身がもっとも活動的になれる時間を割り出しました。その結果、私には22時～5時まで睡眠をとるのが一番マッチしていることに気づいたのです。

②悩み事は夜考えない

クリニック運営をしていると、患者さんのことだけ考えればいいというわけにはいきません。院内の管理体制や人間関係、経営のことなど、考え出せばきりがありません。私は割と判断と決断が早いほうですが、「この患者さんにはこの治療のほうがいいのではないか……」「あのスタッフさんへの伝え方はあれでよかったかな」などと細かいことを気にしてしまう性格でもあります。そして一度考え出してしまうと、まとまるまで考え続けたくなる（笑）。

なので、思い切って判断しなければならないことはすべて朝に検討することにしました。そうした結果、クリアな頭で物事が考えられるようになって、診療体制そのものもスムーズに運ぶようになった気がします。

③自分に合った寝具を使う

そして最後が、「自分に合った寝具を使う」ことです。具体的に私は整形外科で購入できる枕を使用し、快適に起きることができています。「枕が変わると眠れない」と言われるくらい、実は良質な睡眠にとって寝具はかなり重要なのです。

いかがでしょうか。以上3つのうち、特に③については整形外科医の立場から見て、睡眠の質を向上させるための非常に理にかなった実践手法だと言えますし、①と②と合わせて本書でもじっくりと取り上げていきます。

高級ホテルに泊まったからといって熟睡できるとは限らない!?

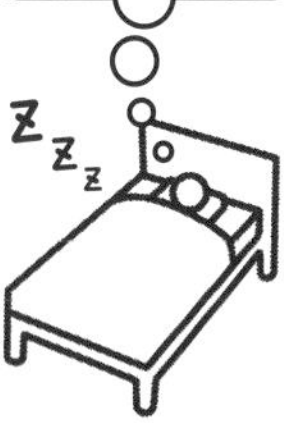

良質な睡眠と寝具の関係性についてもう少し見ていきましょう。

「最近疲れがとれないから、リフレッシュするために出かけよう」。そう思って、高級ホテルに泊まったことがある方もいらっしゃると思います。

ゆったりとした時間、美味しい食事。それなのに熟睡できない……。家に戻ってきて「やっぱり我が家のベッドが一番休まるな」「高級ホテルに泊まっても疲れるんだな」と感じたことはありませんか？

実は質の良い睡眠をとるには、慣れた寝具が一番なのです。ここで言う慣れた寝具とは、

「自分の身体に合った寝具」のことを指します。では「自分の身体に合った」とはどういう状態なのか。

第2章以降で詳しくご説明しますが、それは**「寝返りを打ちやすい」寝具**のことを指します。

想像してみてください。フカフカと柔らかな寝心地のベッドや、体が沈み込むようなクッションに全身を預けてみた時のことを。

たしかに、30分～1時間程度であれば、気持ちよくうとうとしてしまうかもしれません。しかし、人間同じ体勢でいることはできません。

子どもの頃にいたずらをして「廊下に立ってなさい！」と言われ、立たされた人もいるかもしれません。廊下で何もせずただじっと同じ体勢を続けるのは、単に目立つだけでなく疲れる行為です。実は身体的にも、同じ体勢でいるというのは特定の筋肉のみを使うことになるため、その部分が緊張し、血行が悪くなります。

その結果、コリやハリといった症状につながるのです。

それは、「寝ている姿勢」も同じ。**いくら良い素材を使用した寝具だったとしても、「同**

じ姿勢を取り続けなければならない」ものはやはり身体に負担をかけるのです。

一流のアスリートは睡眠と睡眠時の姿勢の重要性をよくわかっていて、徹底的に体調のコントロールを行い、競技結果に悪影響を及ぼすような睡眠環境を嫌います。遠征の際には、マットレスや枕を持ち運びする選手もいるくらいです。ちなみに、マットレスで有名な『エアウィーヴ』は、もともとオリンピック代表選手などの一流のアスリートが愛用することから火がつきました。

考えてみてください。

1日の約3分の1という長い時間を私たちはベッドの上で過ごします。しかも毎日それが繰り返されるわけです。そうなれば寝具が身体に影響を与えるということも、想像しやすいはずです。

さて、寝具については第2章以降で述べることとして、ここで旅先で快適な睡眠をとるためのアドバイスをさせてください。それは、なるべく「硬いまくら」を使用する、ということです。現在は枕を選べるホテルも増えています。その際はぜひ、しっかりと頭を支えてくれる硬めの枕を選びましょう。

それが難しい場合、バスタオルやタオルを平らにして何枚か重ねて安定した枕を作るのもひとつの手です。よく丸めてロール状にしたものを作る方もいらっしゃいますが、これでは寝返りが打ちづらくなってしまうので好ましくありません。

タオルが用意できず、高さが取れない場合は、いっそのこと枕なしで寝てしまいましょう。そのほうが合わない枕を使うよりも、実は体にはやさしいのです。

質の良い睡眠には、自分に合った寝具が欠かせません。では、なぜ身体に合わない寝具を使うと健康を損なってしまうのでしょうか。それは後ほど詳しくご説明していきます。

痛くて寝られない時は枕を変えなさい

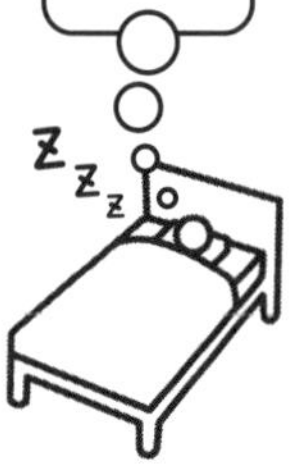

快適に眠るためのさまざまな方法をお伝えしてきましたが、中には「夜は眠れているはずだけど、朝起きて身体に痛みがある」という方もいらっしゃいます。
本来であれば、朝起きてすぐというのは、一番疲れが取れてスッキリしているはずの時

間帯です。にもかかわらず、朝起きると、肩が痛い、腰が痛い、頭痛がする。そのような症状が、特に朝に強いという人は、寝具が合っていない可能性、特に「枕」が合っていないことを疑います。

それはなぜか。

首の後ろには重要な神経が走っています。**「朝起きて身体が痛い」というのは、首に負担がかかる姿勢で寝ている可能性が高い**からです。

普段、あまり首に意識が向いていないかもしれませんが、実は首は「すべての痛みの元」と言われるくらい、さまざまな不調の引き金になる部分です。

肩こりや腰痛、頭痛、手足の痺れ、四十肩や五十肩などの「体の不調」から、イライラする、疲れやすいといった「メンタルの不調」まで、「首」の状態が悪いことが原因という場合も多いのです。

その大事な首を合わない枕によって休ませないでいると、全身の神経に影響が及びます。そうなると、**睡眠時間は、休息どころか、心身に害を及ぼす時間になってしまう可能性すらある**のです。

枕に目が向かないと「調子が悪いからもう少し寝よう」といってさらに睡眠をとろうと合わない枕で休むことになります。しかし、これでは一向によくなるはずもありません。痛みが増してしまったり、不調に陥る可能性だってあるのです。

本来、日中の疲労を回復するのが睡眠の大事な役割。しかし、これでは睡眠自体が毒になってしまいます。

それくらい、質の悪い睡眠は心身にとって悪影響だということを、まず覚えておいてください。

患者さんの中にも、どこか決定的な原因がないのに、身体が痛いという方がいらっしゃいます。そんな患者さんに私は「**枕を変えてみましょう。枕を調整するだけで、痛みが軽減したり、睡眠の質が上がったりすることもありますから**」と言ってオーダーメイドの枕の制作をおすすめしています。

はじめは「まあ、先生がそう言うなら……」といって、半信半疑で枕を作り替える方も多いのですが、早い人で1週間後には「先生、身体の痛みが少なくなってきました」と言われる方がいらっしゃるのです。

考えてみると、洋服も自分のサイズに合わないきついモノを着ていると窮屈で肩がこったり血流が悪くなったりしますよね。枕もそれと同じ。やはり合わない枕は身体に何らかの悪影響を及ぼすのです。

寝る姿勢と無関係ではない「いびき」「睡眠時無呼吸症候群」

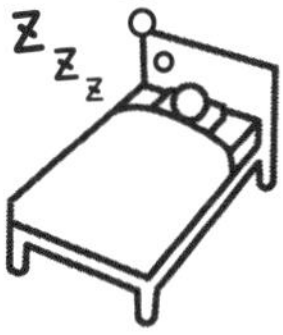

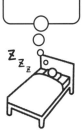

睡眠に関わることでぜひ知っておいてほしいのが、「睡眠時無呼吸症候群」です。働き盛りの肥満体型の男性がなりやすいというイメージがありますが、実は、痩せ型体型の女性でもなる可能性があります。特に日本人は、仰向けの姿勢で寝る人が多いため、どんな体型の人であっても、睡眠時無呼吸症候群にかかる可能性があるのです。

なぜ、仰向けだといけないのでしょう。

それは、仰向けの状態で寝ると、舌が落ちて気道が塞がりやすくなるからです。狭い気道を空気が通ることで、喉と鼻の粘膜が振動して、いびきが発生しやすくなってしまうのです。女性は男性に比べて骨格が小さいため、こうした現象は十分起こりえます。

そして、この状態になると「酸素の不足」「無呼吸」が発生しやすくなり、身体に必要な酸素が各部位に行き渡らなくなります。すると、心臓は「もっとポンプを動かして血液の循環を良くしよう」と無理に働くため、血圧や心拍数が上昇。これらが結果として心臓に大きな負担をかけ、狭心症や心筋梗塞などを引き起こしやすくなるのです。

この状態を放置して、治療しないでいると重症化します。適正な治療を行わなかった中程度〜重度の患者の場合、5年で13％、10年で37％もの人が、死亡しているというアメリカのデータもあるくらいです。

また、これだけ心臓に負担をかけているのですから、夜間の突然死発生率が約2.6倍高くなるというデータがあるのもうなずけます。

死亡率が高くなるのは、いびきや呼吸の停止によって、体に負担がかかり、心臓発作を起こしやすくなることもありますが、マイクロスリープ（38ページ参照）など脳の働きが弱くなって、交通事故などに巻き込まれやすくなってしまうことも考えられます。

ちなみに重症の場合には、ＣＰＡＰ（シーパップ：持続陽圧呼吸療法）と呼ばれる、鼻に装着するマスクをつけ、人工呼吸器のような特殊な装置で、外から肺に空気を送り込むことで気道を広げます。ＣＰＡＰを装着することで、結果的に心臓の負担を軽減させる役割もあるのです。なお、これらは保険適用なので、重症の場合には私も専門の病院を紹介することがあります。

ただし、私は軽度の場合にはまず「枕を変えてみる」ことをおすすめしています。自分の身体に合った枕の高さにすることで、気道が確保され、その晩から症状が軽快することがあるからです。

枕の高さを変えて、首がまっすぐに伸びた睡眠姿勢を作ることができれば、気道が広がります。それだけでも「いびき」や「睡眠時無呼吸症候群」の症状が改善されるケースは多いのです。

実は私のところにも、旦那さんのいびきが気になり、奥さんが半ば旦那さんを引っ張るようにして、旦那さんの枕を作りにこられる方がいらっしゃいます。そうして実際に、旦那さん専用の枕を作って使ってもらうと「枕を変えたらいびきがなくなった」「よく眠れるようになった」という方が多くいらっしゃるのです。

首が正しい方向を向くように枕を調整するだけで、こんなにも睡眠中の気道を確保するのに有効なのかと驚いたものです。

夜間、しかも睡眠のことなので自分で気づくのはなかなか難しいですが、「大きないびきをかいていて、呼吸が止まっている」と、家族から指摘を受けたことがある人、あるいは「寝ているのにどうしても疲れがとれない」と感じる人は、一度睡眠時無呼吸症候群を疑ってみてほしいと思います。

そもそも「寝だめ」は健康にいい？　悪い？

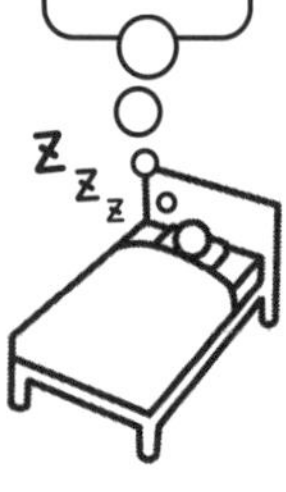

さて、ここまでは寝具の大切さを中心にお話ししてきましたが、ここからは睡眠の質を

向上させるためにどうすればいいかお伝えしていきます。

睡眠の質を上げるというお話をすると、「それならまず、たっぷり眠ればいいのでは？」とおっしゃる方がいます。現に私の患者さんでも、「先生、平日は忙しくて毎日寝不足ですが、休日にたくさん寝ているから大丈夫ですよ！」と自信満々にお話ししてくださる方がいます。

たしかに、その時は「よく寝た〜」という充実感もあって、身体もスッキリ感じられるでしょう。**しかし残念ながら「睡眠負債」は、そう簡単に解消できる性質のものではありません。**

「昨日、寝るのが1時間遅かったから、今日、1時間多く寝ればいいや」というようなシンプルな足し引きで解決できる問題ではないのです。これは食事の考え方と同じです。食事をとる時間がないからといって、1週間分の食事をまとめてとることはできません。むしろ健康を害してしまうでしょう。

飲み薬も同じです。「1回飲み忘れてしまったから、2回分飲むからよい」ということではありません。だから効き目がよくなる、ということでもないのです。

さて、睡眠負債に関して「10人の健康な人に、10時間は明るい部屋で普通に過ごし、14時間は暗い部屋でベッドに横になってもらった」という実験があります。最初の2日はみんな14時間のうち、13時間くらい眠っていたそうです。ところが、徐々に睡眠時間が短くなり、3週間後には、睡眠時間は平均8.2時間に固定されました。

これはどういうことなのか。シンプルなことです。この10人に生理的に必要な睡眠時間は、8.2時間だった、ということです。つまり長く寝ればいいわけではないということがこのことからわかります。

また、もう1つ注目すべき点があります。それは10人の参加者の、実験参加前の睡眠時間が「平均7.5時間だった」ことです。つまり毎日40分の睡眠負債があったわけですが、それを解消するのに3週間もかかった」ということになります。(13時間寝続けることで、睡眠負債を返したのでしょう)。

つまり、平日5日の睡眠不足を休日2日で解消するというのは無理があることがわかります。普段寝不足にならないことがどれだけ大切かも、この実験からはわかります。

ちなみに、簡単に自分の睡眠負債をチェックする方法があります。それは、「休日に気が済むまで寝てみること」です。もし、起床時間に普段と2時間以上の差が生じるようであれば、睡眠負債があると思って良いでしょう。

ただし、後ほど詳しく解説しますが、必要な睡眠時間は人によって異なりますし、どれくらい質の良い睡眠をとれているかによっても異なります。あくまでこちらは目安、としていただければ幸いです。

「寝だめ」のせいで国内なのに時差ボケ!?

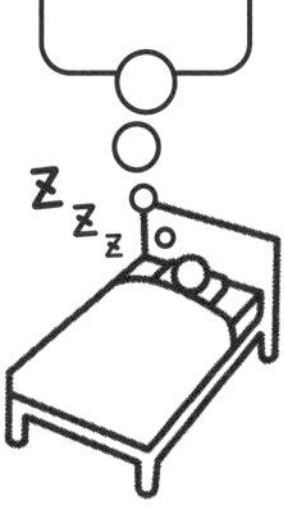

前項で「寝だめ」について言及しましたが、一説では、寝だめは必ずしも健康に悪影響とは言えず、慢性的な睡眠不足の人が週末に睡眠を長くとると、心疾患等のリスクが下がった、という研究結果もあります。そうした結果もありながら、私はあえて寝だめには反対の立場です。

良質な睡眠を得るためには、「質」と「リズム」は欠かせません。いつもより遅く起きて、睡眠リズムを崩してしまうと、体内時計を崩す要因になり、かえって良い眠りの妨げになってしまうからです。体内時計とは、日中は活動的に、夜間は休息モードになる人間に備わっているメカニズムの1つ。これが正常に働いてこそ、人は良い睡眠をとることができるのです。

このリズムが崩れてしまって、夜更かしをして昼間はボーッとするようになってしまうと、極端な話、国内にいながらにして「時差ボケ」が生じているのと同じになってしまいます。疲労や倦怠感を感じやすくなるため、万全な体調を維持することも難しくなります。

体内時計が乱れると、頭がボーッとする可能性もありますし、最悪の場合「マイクロスリープ」と呼ばれる、脳が日中に居眠りするような状態に陥る危険性もあります。このマイクロスリープは、夜勤明けの人が陥りやすい状態で、起きているにもかかわらず、脳が4秒以上も反応できないことを指します。実際に、脳波を測定する装置をつけたシミュレーションでは、脳波に睡眠パターンがはっきりと表れたそうです。

重要な商談中や、車の運転中にマイクロスリープが発生する可能性を考えると、ちょっと怖いですよね。見た目にもわからないし、本人の自覚もないところです。そのような意味では、寝不足や睡眠負債というのは、アルコールよりも怖いかもしれません。

脅かすような話をしてしまいましたが、いずれにしても、このような不調を起こさないためにも、体内時計を一定に保つことが何より大切です。寝る時間や起床時間を一定にするよう心がけてみてください。

ちなみに、**寝る時間よりも起きる時間を一定にしたほうが、睡眠のリズムが崩れにくい**と言われています。夜どんなに遅く寝ても、朝だけはいつも通りの時間に起きたほうがリズムは狂わないのです。

そうはいっても、仕事や家事・育児で忙しくなると、どうしても睡眠リズムは崩れてくるもの。でも、安心してください。体内時計をリセットするのに一番効果的な方法は、朝起きて「太陽の光を浴びること」です。これだけで、体内時計をリセットすることができます。

「最近不調だな」「よく寝られていないいな」という時は、夜の眠りにばかり注意を払うのではなく、ぜひ「朝日を浴びて起きること」に意識を向けてみていただければと思います。

熟睡のキーワードは90分！

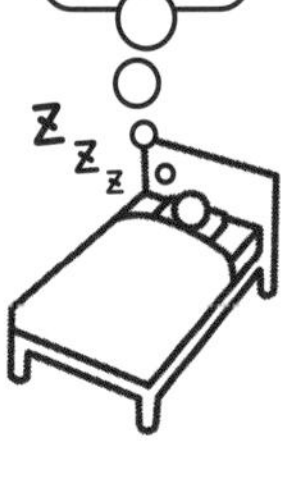

「睡眠は量よりも質が大切」だと述べてきましたが、そもそも「質の良い睡眠」はどうやって決まるのでしょうか？

実は、3時間睡眠だろうが、10時間睡眠だろうが、睡眠の質は「最初の90分」が重要なのです。逆に言えば、「最初の90分の眠りの質」さえ良ければ、残りの睡眠の質も担保できます。さらには、**睡眠時間があまり確保できない多忙な人でも、最初の90分の眠りの質さえ向上させられれば、多少睡眠時間が短くても、良質な睡眠をとることができる**、ということです。

私たちは睡眠中、ノンレム睡眠とレム睡眠を交互に繰り返しながら目覚めていく、睡眠のサイクルを持っています。

ノンレム睡眠は
・副交感神経優位
・大脳が休息状態
の特徴を持っており、逆にレム睡眠は、
・交感神経優位
・大脳は起きている状態に近い
ことが特徴です。

重要となるのが、入眠後、最初の90分間です。この際のノンレム睡眠が一番深いため、入眠時90分のノンレム睡眠を深くすることができれば、その後の睡眠リズムは自然と整い、自律神経やホルモンの働きも良くなります。結果的に、翌日のパフォーマンスも向上させることができるのです。

では、どうやって最初の90分の眠りの質を高めればいいのでしょうか。

先に紹介した「**睡眠時間を一定のリズムにする**」「**悩み事は翌朝に先送りにする**」「**自分に合った寝具を使う**」の3つを、まずは意識してみてください。

それができたら、ある程度は質の良い状態が担保できます。しかし、本書を読んでいるみなさんには、ぜひ、それ以上に眠りの質を高めていただきたいと思います（笑）。

実際、このあとご紹介する「朝起きてから寝る直前までの生活習慣」そして「睡眠環境（睡眠姿勢）」に意識を向けるようになってから、私は16年間、一度もクリニックを休むことなく、新型コロナウイルス感染症にもかかることなく、過ごせています。

次章以降で、このあたりを詳しくお話ししていきたいと思います。

第2章

適度な運動で寝つきと寝起きをよくする!

～整形外科医が教える
快眠と足の関係

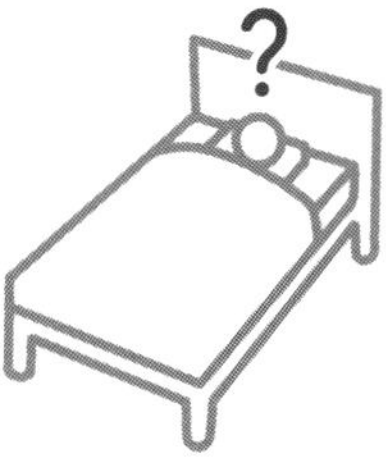

朝のウォーキングが快眠への第一歩

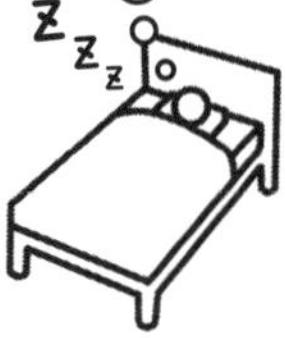

不眠に悩む人に、すぐにでも試してみてほしいのが、「**朝のウォーキング**」です。

「なんだ、そんな単純なことか」とがっかりした方もいるかもしれません。ところが、朝のウォーキングは、不眠やストレスに絶大な効果を発揮します。

これには、2つの重要なホルモンが関わっています。

・**睡眠ホルモン**「**メラトニン**」：眠りに誘う（セロトニンから作られる）
・**幸せホルモン**「**セロトニン**」：精神を安定させる（夜にメラトニンに変化する）

まず、朝起きて、太陽の光を浴びると、睡眠ホルモン「メラトニン」の分泌が少なくなります。その後、14～16時間後に「メラトニン」が再び増えるので、夜には自然な眠気がもたらされるのです。例えば、朝の8時に太陽の光を浴びておくと、22時～24時頃に自然と眠たくなります。

さらに、「朝日を浴びながら歩く」と幸せホルモンと呼ばれる「セロトニン」が増えます。このホルモンは、気持ちを明るくポジティブにします。冬季うつ（ウィンター・ブルー）という言葉があるように、冬になると健常な人であっても、気分が落ち込んだり、無力感にかられたりする人が多いのは、日照時間が少なくなることで、セロトニンの分泌量が減ってしまうためです。

実は、夜の自然な眠気を誘うのに欠かせない「メラトニン」は、幸せホルモン「セロトニン」から作られます。そのため、日中にセロトニンを作っておくと、ホルモンの働きによって夜の寝つきが良くなるのです。このように、「睡眠」と「心の健康」は密接につながっています。

「朝日を浴び」ながら「ウォーキング」をすると、相乗効果が期待できます。「光」と「有酸素運動」によるダブルの刺激によって、「セロトニン」がより分泌されやすくなるのです。

かくいう私も、朝のウォーキングを日課にしています。もともとは、ダイエットのために始めた習慣でしたが、快眠につながり、身体的にもメンタル的にもプラスになっています。

そのうえ、朝に歩くと、自然と良いアイデアが湧いてくるように思います。たとえば、患者さんの治療法について迷っている時に、朝日を浴びながらウォーキングをしていると、「ああ、こうすればいいのか」と腑に落ちる答えがフッと湧いてくることがあるのです。そのため、私は重要な決断ほど朝するように心がけています。

私は毎日、朝に3000歩ほど歩くようにしています。**理想は、一日トータルで8000歩ほど歩くことですが、少しずつでも構わないのでウォーキングの習慣をつけるところから始めてみる**のはいかがでしょうか。

不眠に悩んでいたり、運動の習慣がない人こそ「朝のウォーキング」。シンプルかつお金もかかりません。何よりも朝に歩くと気持ちが良くてリフレッシュできます。睡眠やメンタル、ダイエットに効果的などメリットが多いので、一度だまされたと思って試してみてください。

質の高い睡眠を得るためにも下半身のコンディションを意識する

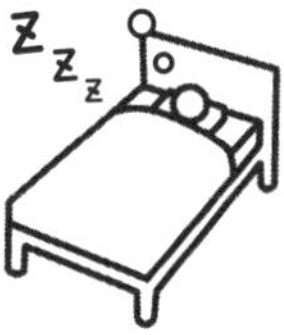

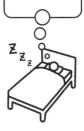

「歩く」ことが睡眠に良い影響を与えることをお伝えしましたが、見方を変えると「質の高い歩き方＝質の高い睡眠」ということができます。

少し「睡眠」から話がそれますが、私は整形外科で歩行姿勢の専門家でもあるので、ここで少し「足」と「歩行姿勢」の重要性についてお話しさせてください。

睡眠の改善には「朝のウォーキングがおすすめ」と述べましたが、長時間歩く時ほど、足の健康や歩行時の姿勢が大切になってくるからです。

といっても、みなさん、「足」について普段から意識されることは少ないのではないでしょうか。なんとなく人に見せるのが憚《はばか》られるのか、足くらい大丈夫と思うのか、多少痛くてもすぐに病院に来られる方は少ないように思います。足が痛い時に、どこの病院に行けばいいかと考えた際に、「整形外科」をパッと思いつかない人も多いようです。

特に女性の方は、ファッションやおしゃれを優先して、日頃から足に負担がかかるような靴を履いている方もいらっしゃるかと思います。足の健康を後回しにしている人が多いのです。

そのせいなのか、足にトラブルがない人はほとんどいません。以前、従業員の一人が研修課題の関係で、足型をとるために製薬会社のMRさんに協力してもらったことがありました。すると、意外にも8割くらいの方は、「ここアーチがないな」「硬くなっているな」

など、足に何らかのトラブルを抱えていることがわかり驚きました。

20代くらいの女性が多かったので、足のトラブルも少ないのかと思いきや、「実は、20代くらいの女性でも足にトラブルを抱えている人が多いんだな」と、その時に思ったのを覚えています。足の問題点について、「こういうふうに治したらいい」と改善点を提案するための研修課題だったので、あまりに健康的な足ばかりだと課題にならないなと心配していたのですが、その心配は無用でした。

足は身体の「土台」です。人間の体は、トータルで見ないとわからないケースがたくさんあります。下半身に痛みがあって、その原因が実は足元にあったというケースも多いのです。

私は、よく例として患者さんにお話しさせていただくのですが、あなたの体が20階建てのマンションだったとしましょう。すると、１階が足、２階が足首、５階が膝になります。

もし、１階の土台部分の足に何らかの問題があれば、きっと２階の足首部分にもトラブルが出てくるでしょう。すると、５階の膝に痛みが出てきても何らおかしくはありません。

だから、膝の痛みを抱えて治療に来られた患者さんで、レントゲンを確認しても、膝自体には問題がない。パッと見たら、足のほうに問題があったので、インソールで足の治療をしてみたら、膝の痛みがとれたということもよくあるのです。

たった１㎜が大切なインソールの世界

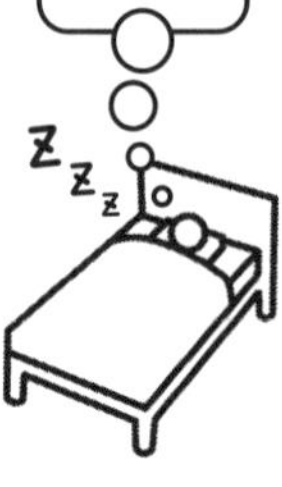

足にトラブルを抱えている方が意外と多いのは、ご理解いただけたのではないでしょうか。

次に、足の構造と起きやすいトラブル、そしてその解決策としてのインソールについて少し説明させてください。

まず、足のアーチは3つあるのが理想です。

1つめが、内側の縦のアーチ。いわゆる「土踏まず」と呼ばれる部分で、聞いたことがある方も多いかもしれません。この土踏まずの部分のアーチがない足を「扁平足」と呼びます。扁平足の場合、衝撃を和らげるクッション性が低下している状態なので、身体への負担が大きくなります。

2つめが、外側の縦のアーチ。足の小指から足首にかけてのアーチです。足の小指に力を与え、姿勢を保つ働きがあります。

そして3つめが、横側のアーチです。足を前から見ると、自然と親指から小指にかけて山形のアーチができるのが理想です。

実は、この横側のアーチがない人も結構多くいます。横のアーチがない人は、「開張足」と呼ばれ、タコができやすかったり、外反母趾になったりするリスクが高いのです。

それでは、どのように足のアーチを矯正すればよいのでしょうか?

実は、このような足のアーチを矯正するのに一番効果的なのが、「インソール」です。最近だと、足の指に挟んだりする市販のグッズも売っていて、軽症の人であればある程度の効果はあるかもしれません。

しかし、体感的には、既製のインソールが合う人は100人に1人くらいだと思います。足は本来、3次元の立体的な構造です。2次元のグッズで矯正するのには限界があり、そのため、すでに他の箇所に痛みが出ているような人だと、インソールで矯正治療をするのがベストです。

さらに、インソールは3次元のミリ単位での調整が必要です。枕と一緒で、数ミリの差で全然違ってきます。そして、これも寝具と共通する話かと思いますが、やはり体に長時間接するものなので、健康に大きく影響を与えるのです。そのため、痛みがあればきちんとオーダーメイドで自分に合うものを作るのがおすすめです。

オーダーメイドでインソールを作られた方は、「今までこんなにしんどい思いをしてたんだ」「早く作っておいたらよかった」とおっしゃる方も多いです。

例えば、以前、30代くらいの男性が、膝の痛みで来院されたことがありました。ところが、レントゲンを撮ってみても、膝に異常はありません。そのまま問診を続けていたところ、その男性は、友人から「歩いている姿勢に無理がある気がする」と言われたことがあるというのです。

「ちょっと歩いてみてください」と言って歩いてもらうと、たしかに歩いている時の姿勢がかなり不自然でした。足が外側を向いているような感じで、これではたしかに膝に負担がかかるだろうなと。

別の例では、50代くらいの女性の方で、スポーツで足を捻挫して受診、もともと変形性膝関節症の、パッと見O《オー》脚のようになっている方がいらっしゃいました。その女性は、足、足首、膝が痛いと言います。レントゲンを撮る時に、靴を脱いで上がってもらったところ、外反母趾になっているのに気づきました。

そこで、「まずインソールを作ってみたらどうですか？」と言ってインソールを作ってもらったところ、痛みがなくなったというのです。「すべての痛みは、足からきていたらしい」となりました。

運動と眠気の切っても切れない関係

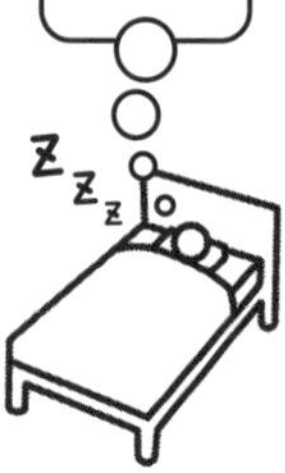

「適度な運動」は、10年後の健康のための投資です。**運動すると、寝つきが良くなり、睡眠が改善されます。**

随分と昔の話になりますが、実は私も「運動」によって寝つきが良くなった経験があります。小学生くらいの頃に、肩がこったり、寝つきが悪かったことがあったのですが、それが解消されたのが「筋トレ」を始めてからでした。

当時でも珍しかったと思いますが、私の家の庭には鉄棒がありました。親は教員で、体育の教員もやっていたので「人間、最終的には体力や」とよく言っていたものです。私は、中学生くらいから家の庭で懸垂を始めるようになったのですが、懸垂を始めてから肩こりがなくなり、夜もよく眠れるようになったのです。

とはいえ、なにもみなさんに「家の庭で懸垂をしなさい」とお伝えしたいわけではありません。

運動には、ウォーキング、エアロビクス、ジョギング、サイクリングなどの有酸素運動、太極拳、ヨガ、テニス、サッカー、筋力トレーニング、散歩など様々なものがあるので、ご自身が楽しみながら続けられるものを探してみてほしいのです。

症状別におすすめの運動としては、「睡眠時無呼吸症候群」の人には、有酸素運動や筋トレが効果的だと言われています。「不眠症」の人には、ウォーキングなどの有酸素運動やヨガ・ピラティスがおすすめです。**有酸素運動は、寝つきをよくし、深い睡眠の数を増**

加させ、睡眠の質を改善する効果があります。

適度な運動は、セロトニンを増やし気持ちを安定させてくれます。また、自然な眠気を起こすのに役立ちます。というのも、眠気には「深部体温（臓器や脳など体の中心部の温度）」も関わっているからです。運動によって体温が上がると、血液の循環がよくなり、放熱されるので、体温が下がります。体温が下がると眠くなるので、この下がったタイミングを利用して寝るのが、スムーズに入眠するコツです。

無理のない範囲で運動するのがコツ

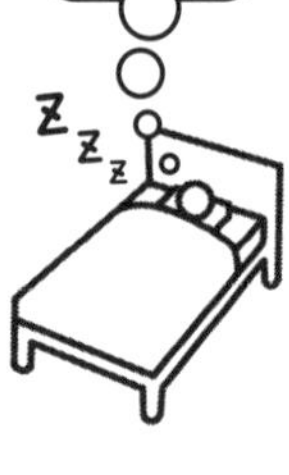

ただし、**睡眠のための運動は「適度な強度」で「適度な時間帯」にする**ようにしてください。

運動は内容によって、強度がさまざまです。

［低強度］家の中で歩く・ストレッチ・ヨガ・洗濯物の片付け・買い物・植物の水やり

［中強度］速めに歩く・軽い筋力トレーニング・水中歩行・太極拳・パワーヨガ・ピラティス・掃除機をかける・洗車など

［高強度］ジョギング・水泳・エアロビクス・サッカー・登山

いきなり強度の高い運動を行うと、怪我につながるリスクがあるので、ご自身の体調と相談しながら無理のない範囲で始めましょう。

運動を行う時間帯にも注意が必要です。夜に激しい運動をすると、逆に睡眠を妨げてしまいます。可能であれば、**運動は夕方5時〜7時くらいまでに済ませ、夜7時以降の激しい運動は控えましょう。**

日頃、体を動かす習慣がない人ほど、運動はぐっすり眠るのに効果があります。成人であれば、中強度以上の運動をできるだけ長く行うと、睡眠の改善につながると言われています。お休みの日に、積極的にスポーツを取り入れると、不眠のリスクを下げることができます。

「どうしても、ウォーキングや運動の時間がとれない」という方もいらっしゃるかもしれません。そのような人は、日常生活でできるだけ「ちょこちょこ体を動かす」ことを意識してみるのはいかがでしょうか？

例えば、私は、待合室にいる患者さんを呼ぶ時に、看護師さんに任せずに、自分で患者さんを呼びにいくことにしています。これはもちろん、「自分の腰痛対策のために」やっているのではありません。整形外科なので、患者さんの歩き方や様子などを観察するためでもあるのです。けれども、自分が積極的に呼びにいくことで体を動かすことにもつながるし、いいことづくしだと思っています。

掃除、水やり、買い物でもいいですし、一駅分歩いてみる、仕事の時にあえて体を動かすようにしてみる、買い物・洗濯・掃除などの家事、犬の散歩、子どもと遊ぶ、運動、通学、階段の上り下り、荷物を運ぶ、農作業など、日常生活での身体活動もたくさんあります。意識するだけでも、ずいぶん違ってくるかと思います。

食事と睡眠の深い関係

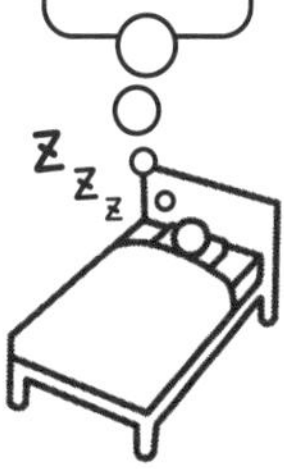

睡眠における運動の重要性はご理解いただけたかと思います。

さらに、もう1つ欠かせない生活習慣があります。それが「食事」です。**「運動」「睡眠」「食事」の3つは、それぞれが独立したものではなく、相互に関連し合っています。**

本章の冒頭でご説明したように、ぐっすり寝るために欠かせないのが「メラトニン」というホルモンです。覚醒と睡眠のスイッチを切り替える働きをするため、別名「睡眠ホルモン」とも呼ばれます。そして、この「メラトニン」は、「セロトニン」という物質が夜間にかけて変化することで作られます。

「セロトニン」を増やす方法はいくつかあります。

・太陽の光を浴びる
・リズム運動をする（ウォーキング・呼吸・咀嚼・有酸素運動など）
・食事によって補う

先ほど、朝にウォーキングをすると「セロトニン」を増やすのに効果的だというお話をしたのはこのためです。けれども、睡眠にもメンタルの健康にも欠かせないこの「セロトニン」は、食事によっても補うことができます。

セロトニンは加齢とともに分泌量が減少することがわかっているので、年齢を重ねるにつれて寝つきが悪くなったり、途中で目が覚めてしまう、怒りっぽい、イライラするという人ほど、朝日を浴びてセロトニンの分泌を補うようにしたり、これからご紹介する食事でセロトニンをサポートする食生活を心がけてみてください。

「セロトニン」を増やすために、積極的にとったほうがよいのが、「トリプトファン」という物質です。トリプトファンは脳内でセロトニンを作ってくれる働きをするのです。このトリプトファンが多く含まれる食材は、豆腐、納豆、味噌、カツオ、マグロ、牛乳、卵、肉、穀物、バナナなどです。

ヒレ肉やささみ、青魚に含まれるビタミンＢ６はトリプトファンの吸収を助けてくれるので、同時にとるとよいでしょう。

また、寝つきの悪さが精神的なものからきている人には、ＧＡＢＡが含まれている食品をとるのがおすすめです。ＧＡＢＡには、神経をリラックスさせ、ストレスの緩和や睡眠の質の改善、疲労回復などの効果があります。ＧＡＢＡは発酵食品、キノコ、雑穀、トマト、キムチ、ジャガイモ、カボチャ、お茶などに含まれています。

逆に、睡眠に良い影響を与えるとは言えないのが、カフェイン、アルコール、ニコチンです。夜遅くにコーヒーを飲んだり、大量のアルコールを摂取するのは、睡眠の質を悪くする可能性があるため、なるべく避けましょう。

毎日のコーヒータイムが楽しみという人もいらっしゃるでしょう。睡眠に影響を与えない一日のコーヒー摂取量は700cc程度なので、3~4杯は飲んでも大丈夫です。ただし、夕方以降に100cc以上摂取すると、夜の睡眠に影響を与える可能性があるため、気をつけましょう。

不眠に悩む人の中には、寝る前にアルコールを飲んでしまうという人も多いようです。ある調査では、眠れない時に男性の30%、女性の10%がお酒に頼るというデータもあるくらいです。

しかし、アルコールは眠りを浅くし、早朝覚醒や中途覚醒にもつながりやすくなります。質の良い睡眠をとるためには、寝る前に大量のアルコールを飲むことは避けましょう。

食事は決まった時間にとると、体内リズムが整いやすくなります。とはいえ、寝る直前に食べると、胃腸に負担がかかりやすくなるので、就寝3時間前には夕食を済ませましょう。

15分の昼寝が、夜の眠気を誘う

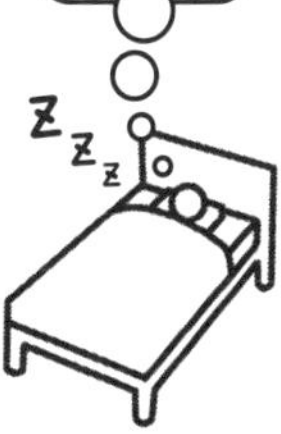

近年では、パワーナップ（昼寝）に注目が集まっています。NASAや、Google、マイクロソフトなどの世界的な企業では、仮眠室や快眠マシーンが設けられており、昼寝が推奨されています。

昼間でもバリバリと働いていそうな世界的企業の社員が、のんびりと社内で昼寝をしているのは矛盾しているように思えますよね。

しかし、研究によると、昼寝をすると、仕事や作業の効率が上がることがわかっているのです。NASAでは、宇宙飛行士に昼寝をしてもらったところ、認知能力が30%以上、注意力が50%以上上がったそうです。

では、なぜ昼寝をすることが、このようなパフォーマンスの向上につながるのでしょうか？

お昼ご飯を食べると、血糖値が上がった後に下がるので、自然と眠くなります。その眠気を利用して眠るのは、人間のバイオリズムを利用した効率的な疲労回復方法なのです。その結果、午後のパフォーマンスも上がります。世界的企業では、それをわかっているからこそ、「従業員に昼寝を推奨する」という、一見、不合理なようでいて、実は合理的な社内制度を取り入れているのでしょう。

もともと人間は、一日に2回寝るように体ができているようです。サルなどの霊長類を例にとっても、昼寝をする習慣があるそうです。

ただし、昼寝のポイントは2つあります。**仮眠の時間を15分にすること、15時以降に寝ないこと**です。30分以上の睡眠をとったり、夕方以降に寝てしまうと、逆に体内リズムが崩れて、夜の寝つきが悪くなってしまいます。

昼寝をしてしまうと起きる自信がないという人は、仮眠前にコーヒーを1杯飲んでおくのがおすすめです。仮眠前にコーヒーを飲むことで、ちょうど目が覚める頃にカフェインの効果が効き始めるので、仮眠後にスッキリと目覚めることができます。また、横にならずに、椅子などに座ったり、机にうつぶせになるような姿勢で仮眠をとることで、うっかり30分以上眠ってしまうのを防ぐことができます。

眠る時のベスト体温はこれ

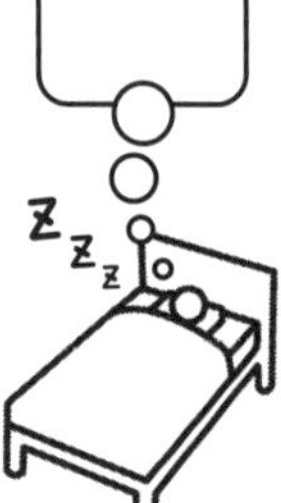

「眠気は、自分でコントロールできない」と思っていませんか？　しかし、寝る14～16時間前に朝日を浴びておくこと以外に、もう1つだけ、自分で眠気を簡単にコントロールする方法があります。

それが「体温をコントロールすること」です。体温と眠気には密接な関係性があり、**体温をコントロールすることで、自然な眠気を呼び起こすことができる**のです。眠気を直接コントロールするのは難しいですが、体温であれば、ある程度は自分でコントロールできます。

それでは、どのような体温であれば、自然な眠りを催すことができるのでしょうか？

まず、自然な眠気に欠かせないのが、しっかりと「深部体温が下がった状態」であること。先ほども述べましたが、深部体温とは、臓器や脳など体の中心部の温度のことです。体内の温度なので測るのは難しいですが、深部体温は、皮膚温と比べると少し高く、37℃くらいに保たれています。**人間の体は、この深部体温が下がると、自然と眠たくなるようにできています。**

ちょっと極端な例ですが、よく冬の雪山で遭難した時に、「寝るな、死ぬぞ！」と声をかけるというエピソードがありますよね。この雪山で遭難した時に眠くなるその理由も、深部体温に関係があります。最初は、体が震えることで体温を上げようとしますが、徐々に深部体温が下がってしまうため、雪山で遭難すると眠くなるのです。

ところが、体の中で、睡眠中に体温が上がる箇所があります。どこだかわかりますか？

答えは「手足」です。ちょっと意外かもしれませんが、寝る時に人間の「手足の皮膚温は高く」なります。というのも、体は眠りにつく時に、深部体温を下げるために手足の血流を増やすので、皮膚の毛細血管が広がります。この時に、体内の熱は血液に移動しているので、手足の皮膚温が高くなるのです。手足は、平たく表面積が広いため、効率的に手足の表面から体の熱が放散された結果、冷たくなった血液が中心部に戻ることによって、深部体温は下がります。

少しややこしいですが、つまり、「手足の皮膚温が上がっていて」「体内の深部体温が下がっている」状態が、一番スムーズに入眠でき、かつ質の良い睡眠がとれる体温というわけです。

実は、これを自然に行っているのが「赤ちゃん」。寝る前に、赤ちゃんの手足がポカポカしているのに気づいたことがある人もいるのではないでしょうか？　これは、深部体温を下げるために、手足から熱放散をしているため寝る前の赤ちゃんの手足は温かいのです。

逆に、冷え性の人が寝つけないのは、手足の皮膚温が低すぎて熱放散ができずに、深部体温が下がり切らないためです。このように、深部体温だけでなく、手足の皮膚温も重要となります。また、靴下を履いて寝るのがＮＧとよく言われるのは、靴下が熱放散を妨げ、深部体温を下げるのを妨げてしまうからです。

このように、「睡眠には体温が重要」と言われていますが、**深部体温だけでなく、手足の皮膚温も非常に重要**なのです。深部体温を測るのは難しいですが、手足の皮膚温であれば、自分で触ってみればわかります。ぜひ手足の温度にも着目してみてください。

入浴で体温をコントロールする

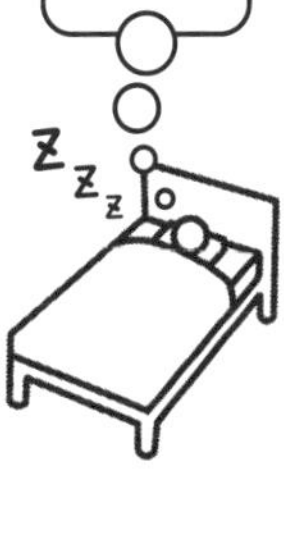

それでは、どうすれば日常生活の中で、自分で深部体温を下げることができるのでしょうか？

まずは、深部体温を直接下げる方法。これには、「一時的に体温を上げて下げる」のが有効です。というのも、深部体温は、上げた分だけ下がろうとする体の自然な働きが起こるからです。

先ほどご紹介した、「運動」によっても深部体温を上下させることができますが、就寝前に激しい運動をすると、「交感神経」を働かせてしまいます。これでは、いくら深部体温を下げても、良質な睡眠がとれなくなってしまいます。

寝る前に深部体温を一時的に上げるのに、効果的かつ簡単な方法が「入浴」です。

40℃のお風呂に15分入ると、深部体温は約0・5℃上がります。この「一時的に深部体温をあげる」というのがポイントです。0・5℃上がった深部体温が元に戻るのに約90分かかるので、寝る90分前に入浴をすると熟睡につながるのです。

よく、「シャワーだけで済ませるよりも、しっかりと入浴をしたほうが朝の目覚めがいい」という人が多いのはこのためです。寝つきが悪いけれども、普段シャワーだけで済ませているという人ほど、しっかりと入浴をするように心がけてみてください。

それでも、どうしても、お湯につかる時間がないという人や、寝る90分前にお風呂に入る時間がとれないという人はどうすればよいのでしょうか?

そのような人におすすめする方法があります。「**足湯**」です。足湯は、深部体温に直接アプローチする方法ではありませんが、足の表面からの熱放散を促すため、結果的に深部体温を下げ、入眠に必要な体温を作り出すのに一役買ってくれます。やり方としては、少し大きめの桶にお湯をためて、くるぶしくらいまで足をつけます。43℃くらいの高めのお湯に10分ほどつけるとよいでしょう。

さらにお手軽な方法が「**手湯**」になります。こちらは大きな洗面器がなくてもできますし、心臓に近いので素早く全身を温めることができます。

「足湯」や「手湯」は、寝る直前でも効果があるので、なかなか寝つけないという人は、足湯や手湯を試してみるのはいかがでしょうか？

ちなみに、「頭」の温度は、深部体温と近い仕組みになっています。つまり、頭の温度は寝る時にはできるだけ冷やしたほうがいいのです。そのため、**暑くて寝られない夜には、冷やし枕や蕎麦殻枕などで頭を冷やすと寝つきがよくなります。**枕や睡眠姿勢については第３章で詳しくお話ししますが、体温との関係だけで言うと、頭は冷やしたほうが望ましいということになります。

夜寝る前のNG行動・ぐっすり眠るためのおすすめ習慣

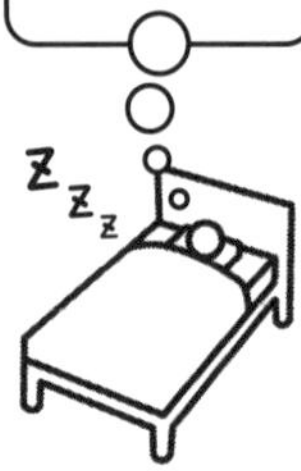

つい、やってしまいがちですが、快眠のためには、できるだけ避けたほうがよい生活習慣があります。
以下のような行動を寝る直前にしてしまうと、眠りを妨げてしまう可能性があるので、注意してください。

【体内時計のリズムが崩れる行動】

・動画や携帯でブルーライトを見る

【思考がネガティブになる行動】

・眠くないのにベッドに入る
・クヨクヨと考える

【深部体温を上げてしまう行動】

・寝る直前に、お風呂に入る（90分前がベスト）

【交感神経がONになってしまう行動】

・激しい運動をする
・脳が興奮するような作業をする
・アルコールやカフェインを大量に摂取する

逆に、寝つきをよくするためにおすすめの行動は、以下の通りです。

【脳に眠るタイミングを知らせる】

・眠くなってからベッドに入る
・寝る前のルーティーンを作る

【深部体温を上げる】

・寝る90分前に入浴する
・寝る前に、足湯や手湯をする

【副交感神経をONにする】

・自分なりのリラックスタイムを作る
・マッサージをする
・アロマや音楽でリラックスする
・ストレッチやマッサージをする

ここで1つ、私がいつも寝る前と朝起きてからやっているストレッチをご紹介します。まずベッドの上で正座して、グッと背中を後ろに倒せるところまで倒します。このようなストレッチをすると、体が伸びてリラックスさせることができます。特に腰痛がある人におすすめのストレッチです。

ベッドの上に正座して、
無理のない範囲で状態を後ろに倒す。

朝起きたときと寝る前に！
30秒間少しずつ伸ばしていく。
ぎっくり腰予防にもなり、太ももも伸びる！

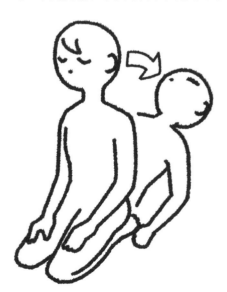

ぐっすり眠るための快適な睡眠環境とは

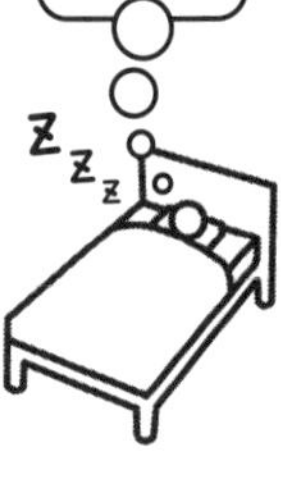

次章では、寝具に焦点を当てて具体的に解説しますが、その前にどのような睡眠環境を整えれば、スムーズに入眠できるのかということについて少しお話しします。

●室温

夏は、28℃前後が目安ではあります。ただ最近は35℃以上の酷暑が続くことも多くあります。そのため、ご自身が快適に過ごせるよう適切に冷房を使って過ごしましょう。冬は18℃くらいの室温が最適だと言われています。

特に熱帯夜に暑すぎる部屋で寝てしまうと、睡眠の質を下げてしまうだけでなく、熱中症や脱水症状の危険性にもつながります。冬も、頻尿や、最悪の場合、寒暖差による脳卒中や心筋梗塞を起こす可能性もあります。エアコンは３時間くらいのタイマーをかけて、最適な室温をキープできるようにしましょう。

また、室温だけでなく、湿度も大切になります。40～60％くらいの湿度が最適と言われているので、加湿器やエアコンの除湿機能を使って湿度も調整し、睡眠に最適な環境を整えましょう。

●照明

照明に関しては、やはり暗いほうがよいと思います。

ただし、可能であれば、寝る１～２時間前には、照明を落ち着いた色に切り替えるのが望ましいでしょう。寝るまでの間に、煌々《こうこう》と明るい白電球がついていると、スムーズな入眠を妨げてしまう可能性があるからです。

もし、照明に明るさを調節する機能がない場合には、照明自体を買い替えなくても、２つある電球を片方だけ消してもある程度明るさを調整できるので、試してみてください。

私の家では、電球の数を調節することで、夜にかけて照明を段階的に暗くするようにしています。

●音

一般的には、40デシベルくらいが入眠に適していると言われています。閑静な住宅街や図書館、人のささやき声が40デシベルくらいです。

ただ、全くの無音だと逆に眠りづらい人もいるかと思いますので、そのような人は、リラックスできる「f分の1揺らぎ」の音楽を流してみるなど工夫してみましょう。例えば、モーツアルトの曲には「f分の1揺らぎ」があると言われています。

逆に、何らかの事情で周囲の環境がうるさくて眠れないという人もいるかもしれません。最近だと、ノイズキャンセリングイヤホンや、防音カーテン、隙間テープなどさまざまなグッズが売られているので、騒音の原因に合わせて対策してみましょう。

●目覚まし時計

目覚まし時計の「ピピピピ」という音で目を覚ますのはお馴染みの光景ですが、実はあまり体に良くないと言われています。レム睡眠とノンレム睡眠の、自然なリズムを乱してしまう可能性があるからです。最近では、光で起きるアラームや睡眠のリズムに合わせて振動で起こしてくれるスマート・ウォッチなどもあるので、自分に合った目覚まし時計を探してみましょう。

●ナイトウェア

パジャマを選ぶ際には、保湿性や吸水性に優れた綿や麻、シルク素材のものを選ぶとよいと言われています。なるべく、ゆったりとした着心地で締め付けがなく、動きやすいものを選ぶことで、寝返りも打ちやすくなります。

＊

ここまで、朝起きてから寝る直前までの生活習慣を整え、ぐっすり眠るための快眠のコツについてお話ししてきました。「眠り」と言うと、寝る時のことばかりを気にしてしまいがちですが、このように、夜の眠りというのは、実は「朝起きてから寝るまでの生活習慣」で作られます。

睡眠中の環境はもちろん大切ですが、それと同じくらい、日中をどのように過ごすか、就寝前に何をするかというのも快眠のためには大切なのです。質の良い睡眠は、「運動」や「食事」とセットです。さらに、できるだけ午前中に太陽の光を浴びることや、体温をコントロールすることで、スムーズに入眠することができるのです。

次章からは、いよいよ、より眠りの質を上げるために、「どのような寝具を選べばいいのか」「睡眠中に良い睡眠姿勢を保てるのか」ということについてご説明していきます。

第3章

眠りの深さは「寝ている時の姿勢」が9割!

～整形外科医が教える
快眠と寝具の関係

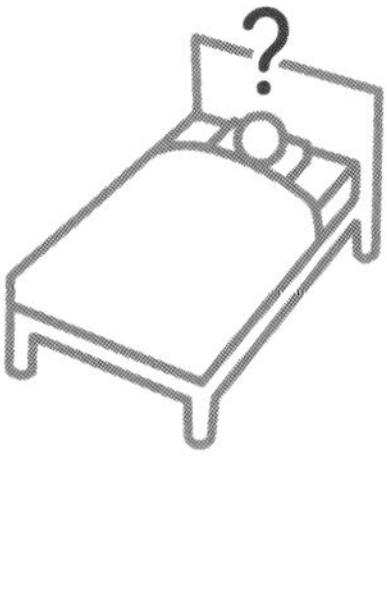

睡眠時の姿勢をあなどってはいけない！

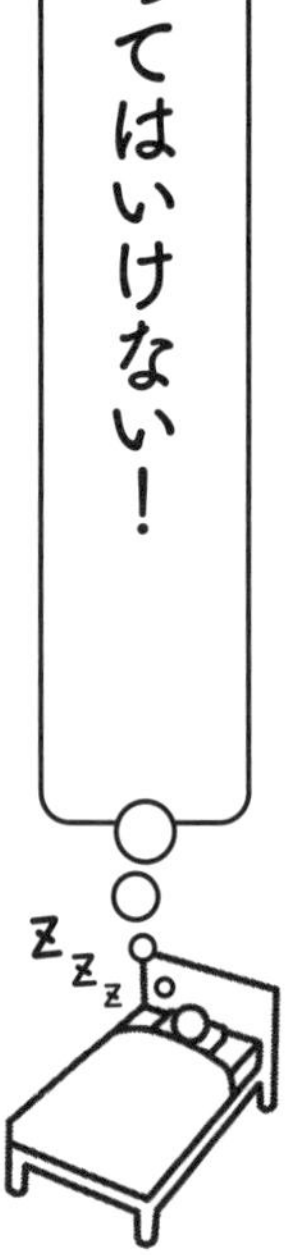

なぜ整形外科医である私が、睡眠姿勢について興味を持ち始めたのか。そのきっかけとなったのが、「16号整形外科」の山田朱織《しゅおり》先生との出会いでした。

もう10年以上前のことになります。たまたまTVを見ていたところ、山田先生が健康番組に出演され、睡眠姿勢についてお話しされていたのです。専門的なお話も多かったのですが、「質の良い睡眠には、寝返りが欠かせません」という山田先生のご説明が、難しい理屈抜きに私の中でスッと腹落ちしました。

「たしかに、起きている時でも、ずっと同じ姿勢を続けているとしんどい。それと同じで、寝ている時も動かないとだめだろうな」と。さらに、「**睡眠中にスムーズに寝返りを打つ**

ために大切なのが、枕の高さと硬さなのです」と山田先生は力説され、それもまた納得のいくお話だったことを覚えています。

実は、山田先生ご自身も交通事故でムチウチになられて、枕で症状が改善したというご経験をお持ちです。そのため、ご自身の実体験から枕の効果を実感されたうえで、枕の研究をされていることに信頼性がありました。しかも、大学の研究でよくありがちな、最初から理論ありきのご主張だったわけではありません。山田先生のお父さんの代から（山田先生のお父さんも整形外科医でした）、現場で実際に試行錯誤されたうえで「こうすれば効果がある」という経験則からのご主張だったのです。

こういってはなんですが、ＭＲＩなどの科学的なデータの裏付けは、他のドクターに説明して納得してもらうための後付けだったのではないかと思います。というのも、今でこそ山田先生を支持する先生も増えましたが、２０００年頃は、学会でブースを出しても他のドクターから見向きもされない時代があったのです。おそらく、「患者さんの個人的な感想だけでは納得できない。根拠やデータがないとダメだ」というドクターも多かったのでしょう。

エビデンスはさておき、山田先生のご主張には科学的な知見がない方でも、日常生活の中でなんとなく実感できるような「なるほど」というお話が多かったのです。

何より、私自身多くの患者さんを診てきた中で**「寝るときの姿勢は健康に影響を及ぼす」**ことへの確信が強まった瞬間でした。

その後、私は山田先生といわば運命的な出会いを果たします。

今から9年ほど前に、神戸で開催された整形外科の学会に山田先生が出席され、そこでお話しする機会を得たのです。ありがたいことに山田先生と意気投合。オーダーメイドの枕の制作ができるよう、山田先生の研究所とも提携させていただきました。今では提携医院として、西日本の中では1、2位を争うくらいたくさんの整形外科枕を作っています。

ところで、みなさんは、普段どれくらい睡眠に気を使っていますか。

昨今では、健康ブームで睡眠に気を使われている方も多いかと思います。しかし、**一生**

懸命筋トレや健康的な食生活をしていても、「睡眠姿勢」にまで気を配っている方は少ないように思います。そのような意味では、多くの人にとってまだまだ改善の余地がある分野なのかもしれません。

自分自身を振り返ってみても、「小さい頃にお気に入りの枕を見つけてから寝つきがよくなったな」「中学生の時に、家の庭で懸垂を始めてから肩こりがなくなったな」とはぼんやりと思っていても、真剣に「睡眠姿勢」について向き合うようになったのは、ほんの10年くらい前からです。

よく言われているように、**睡眠時間は一日の約3分の1を占めます。にもかかわらず、睡眠中の姿勢にアプローチする方法はあります。**それは寝具です。正しい寝具を使えば、睡眠姿勢を矯正しながら、朝までぐっすり眠ることができます。それは、日中の生活の質の向上や健康にもつながります。

極端な話、どんなにズボラな人であったとしても、寝ている姿勢の矯正さえできれば、それは「治療」と呼べるくらいの効果がある。むしろ、寝ている間は、体を治療するための絶好のチャンスになりうる。そう考えたら、寝具に時間やお金を投資する価値は十分にあると思うのです。

あなたの眠る時の姿勢は？
～海外メーカーの寝具は日本人には合わない？

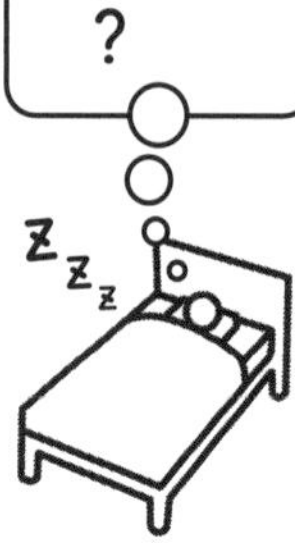

さて、みなさんは、日頃どのような姿勢で寝ていますか?

ここに面白いデータがあります。

イギリスのSAAS（Sleep Assessment and Advisory Service）が1000人の寝相を分析したところ、以下のように分けられたそうです。

①仰向け　13％
②横向き　69％
③うつぶせ　7％

少し意外な結果だったのではないでしょうか？　私たちが抱く、「仰向けで寝る人が多いだろう」というイメージとは少し異なっています。これには理由があります。

というのも、複数の研究から、民族によって好みの寝姿勢が異なることがわかっているからです。アジア系の人は、仰向けで寝ることを好み、ヨーロッパ・アフリカ・インド系の人たちは、横向きで寝ることを好むことがわかっています。

もちろん、これは１００％ではありません。人は寝ている間に「寝返り」を打つからです。個人差はありますが、欧米の人では、横向きに寝ている時間が75％、仰向けに寝ている時間が25％だと言われています。

日本人の場合には、これが逆となり、仰向けに寝る時間が60％、横向きに寝る時間が40％程度になります。

それでは、なぜこのような差が出るかというと、理由は「**骨格の差**」にあるようです。欧米の人は、後頭部と腰のカーブが大きいため、横向きで寝るほうが安定し、日本人をはじめとするアジア人は、後頭部と腰のカーブが小さいため、仰向けで寝るほうが安定するようです。

ということは、**海外のメーカーの寝具は、基本的に横向きで寝るのに適した作りになっている可能性がある**ということです。輸入物の寝具は、日本でも数多く販売されていますが、いくら海外で評判が良いものであったとしても、日本人にも合うとは限りません。

つまり、**仰向けで寝ることが多い日本人に適した寝具が必要**になるのです。

仰向け、横向き、うつぶせ
～どの睡眠姿勢がいい？

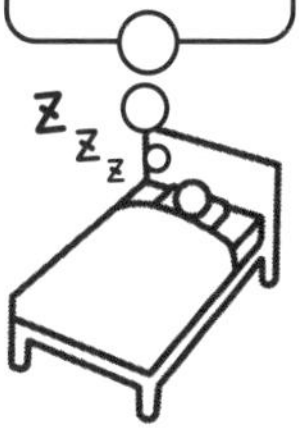

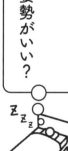

それでは、各寝姿勢には、それぞれどのようなメリット・デメリットがあるのでしょうか？

①仰向け

仰向けのメリットは、「体がリラックスできる」こと。前述の通り、特に日本人など骨格がフラットな傾向のある人に向いています。背中全体で体を支えるので、体圧が分散されやすく、体への負担が少なくなります。血流もよくなり、正しい姿勢で寝ることができれば、猫背も予防・矯正できる可能性があります。

デメリットとしては、寝具が合っていないと腰に負担がかかりやすいことと、舌が落ちると気道が塞がってしまい、いびきをかきやすくなることです。睡眠時無呼吸症候群も、仰向けで寝ている時が一番発生しやすくなります。

②横向き

横向きのメリットは、「比較的いびきをかきにくく、腰に負担がかかりにくい」ことです。後頭部や体の骨格の凹凸が多い人、背骨のカーブが大きい人に向いている寝姿勢です。

ただし、少ない体面積で体全体を支えるため、長時間同じ姿勢が続くと、血流が悪くなったり、体に負担がかかったりしてしまいます。また、ずっと同じ側面で寝ていると身体の歪みにつながる可能性があります。

③うつぶせ

うつぶせのメリットは、「精神的に落ち着きを得られ、リラックスして安心感が得られる」ことです。

デメリットは、首に負担がかかりやすい寝姿勢であることと、場合によっては、顔の骨格や歯並びに悪影響を与えてしまう可能性があることです。寝姿勢としては、あまりおすすめできません。短時間であれば構いませんが、長時間うつぶせで寝るのは避けたほうが望ましいでしょう。

良い睡眠姿勢の条件はたった2つ

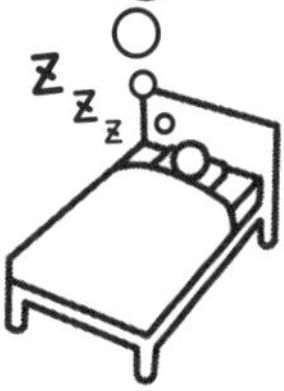

それでは、理想的な睡眠姿勢とは具体的にどのような状態なのでしょうか？

寝ている時における、良い姿勢とは、

(1) 体が静止している時：骨や関節、筋肉がリラックスした状態
(2) 体が動いている時　：寝返りが自在に打てる状態

の2つが条件となります。

最初に（1）体が静止している時の理想的な寝姿勢について見てみましょう。

まず何よりも大切なのは、「首の姿勢」です。特に、**日本人をはじめとして長時間仰向けで寝ることが多い人の場合、首の姿勢は最も重要**となります。

前にもお話しした通り、睡眠中の姿勢は、首に負担をかけてはいけません。

首が不自然な角度になると、首の神経が圧迫されてしまいます。首の回りには大事な神経が通っているので、首の角度がおかしい状態が長時間続くと、神経を痛めてしまう可能性があるのです。それが結果的に、肩こりや腰痛、頭痛などの不定愁訴につながってしまうことも少なくありません。

研究によると、理想の枕の高さの状態では、「**首の角度が約15度**」になることがわかっています。この角度では、頭と背中の2点でしっかりと体を支えることができ、呼吸がしやすく、体もリラックスできることがわかっています。

次に、「背骨全体の姿勢」について見てみましょう。これは、寝姿勢によって、適切な背骨の状態がそれぞれ異なります。

①仰向け（背骨がなだらかなS字カーブになる）

まず、仰向けの状態の時、理想の背骨の形は「なだらかなS字カーブ」になります。立っている時と比べると、S字カーブは少しなだらかになり、より直線に近い形になります。

②横向き（床と背骨が真っ直ぐ平行になる）

次に、横向きの時には、仰向けの時と違って、「背骨が床と真っ直ぐ平行になった状態」が一番良い姿勢と言えます。

③うつぶせ（背骨や首は捻《ねじ》れてしまう）

うつぶせで寝る方は少ないかもしれませんが、背骨や首の状態から見ても、歪みや捻れが発生してしまい、体がリラックスできる姿勢とは言えません。短時間なら構いませんが、長時間うつぶせの状態で寝ることは避けたほうが望ましいでしょう。

一晩で寝返りの回数は20回!?
～スムーズな寝返りは寝具が決める

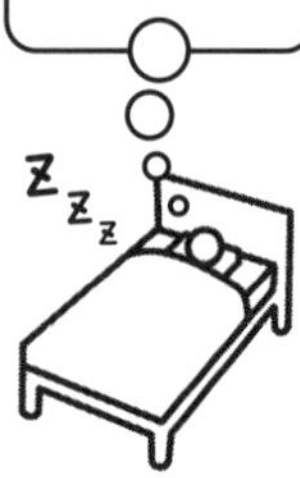

次に、（2）体が動いている時の姿勢（寝返りの打ちやすさ）について見ていきます。

「寝返りが打ちやすい」ことは、良い寝姿勢であるための必須条件です。

なぜ、それほど「寝返り」が重要なのでしょうか？

それは、寝返りをすることによって、体内の血液を循環させ、体の特定の部位に負担がかかるのを防ぐためです。その他に、体温調節などの役割もあります。

このような難しい理屈抜きに、「同じ姿勢を続けていると体に悪いだろう」というのは、なんとなく想像がつく方も多いのではないでしょうか?

例えば、腰痛がある方であれば、「デスクワーク中心で、ほとんど運動していない」など、何かしらの心当たりがある方も多いかと思います。

寝る時も同じです。何時間も動かないでいると、体に負担がかかってしまいます。高齢や病気になると問題になる床ずれも、一般的に、同じ箇所の圧迫が2時間以上続くと発生しやすくなると言われています。

ちなみに、寝返りは美容面においても重要と言われています。同じ方向ばかりを向いていると、皮膚の同じ部分ばかりを寝具に押し付けることになり、ニキビや目の下のくまの原因になることもあるからです。そういう意味で、寝返りは人間にとって必要不可欠な動きと言っていいでしょう。

そのため、**どんなに寝相がいい人でも寝返りを打たない人はいません。人は、一晩に平均20~30回の寝返りを打つ**と言われています。

寝返りは、体の中心に軸が一本あるような状態で左右にコロコロと動ける状態が望ましいでしょう。寝返りを打つ時に、肩と腰が同時に動く状態です。肩か腰かどちらかが先に動いたり、反動をつけてヨイショと寝返りを打たなければならないような姿勢は好ましくありません。

このように、**睡眠姿勢は、（1）首から背骨までがリラックスできる姿勢、そして（2）寝返りが打ちやすい姿勢、この2つが大切**となります。

睡眠時間が、「体を治癒する時間」になるか、それとも「悪化させる時間」になるかは、この睡眠姿勢が鍵を握っています。

そして、その睡眠姿勢と寝返りの打ちやすさをサポートするのに最も重要な役割を果たすのが、次項からご紹介する「枕」となります。

睡眠の質を上げる正しい枕・3大条件とは？

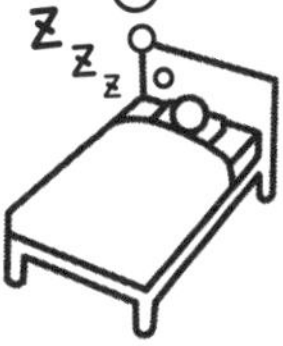

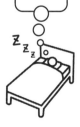

さて、当院でも多くのオーダーメイド枕を作っていますが、患者さんのお話を聞いているると、「枕が合っていないのでは？」と思われる方がよくいらっしゃいます。

もし、朝起きて以下のような状態であれば、枕が合っていない証拠です。

・朝起きたら、枕がドーナツ状に凹んでいる
・枕の位置が動いている
・頭が枕から落ちている
・枕が肩下にある
・敷物を手で押して寝返りを打っている

・枕の下に手を入れている

例えば、朝起きて頭の下に枕がなかったとしたら、体は無意識のうちに負担のかかる体勢から逃れようと睡眠中に格闘していたということです。これでは熟睡できるはずがありません。

そもそも、枕は何のためにあるのか。
それは「睡眠の質を上げ、健康をサポートするため」です。

自分に合わない枕を使ってしまうと、ぐっすり眠って健康をサポートするどころか、むしろ体を痛めてしまったり、体の不調につながってしまう可能性すらあります。

それでは、あなたに合った枕とはどのような枕なのでしょうか。

これから「正しい枕」の3大条件を順番に見ていきます。

①まくらの高さ

まず、**最も大切なのが「枕の高さ」**です。

なぜなら、人間の頭は意外と重く、４～５kgあります。これは、普通サイズのスイカ玉くらいの重さです。日中は、体と頭をつなぐ「首」が、この頭の重さを支えているわけです。それが想像以上に首に負担をかけていることは想像にかたくないでしょう。その重さから解放され、首を休ませられる唯一の時間が、睡眠時間なのです。そのため、**日中の疲れを癒すためには、「睡眠中に、首に負担をかけない姿勢」が大切**となります。

それだけではありません。枕の高さがちょっとでも低かったり、高かったりするだけで、人間の首は不自然な角度に曲がってしまいます。その結果、気道が確保できずに、呼吸が苦しくなったり、いびきや睡眠時無呼吸症候群が発生しやすくなります。さらに、首に負担がかかることで、寝ても疲れがとれない、寝違え・肩こりや腰痛・手の痺れなど、全身の不調にまでつながる可能性があるのです。

だとすれば、一体どのような枕であれば、首に負担をかけない枕と言えるのでしょうか。

それは、ズバリ「自分に合った、適切な高さの枕」です。

・適切な枕の高さ：呼吸がしやすく、筋肉の緊張もとれる
・高すぎる枕：首の神経を圧迫。呼吸がしづらく、筋肉が緊張する
・低すぎる枕：首の神経を圧迫。体がこりやすく、むくみやすい

このように、適切な枕を使うことで、気道を確保し、全身の筋肉をリラックスさせることができます。ひいてはそれが心身の健康にもつながります。

それでは、具体的にどのような方法を使えば、適切な高さを知ることができるのか。

いくら適切な枕の高さを知るためとはいえ、先ほど述べたように、首の角度が約15度になるようにご家庭で測っていただくのは難しいかと思います。

そこで頼りになるのが、「ご自身の感覚」です。

・首がまっすぐに伸びている感じがするか
・仰向けでも横向きでも苦しくないか
・寝返りが打ちやすいか

このように、**最終的に一番信頼できるのが、「自分の体の声」**なのです。

「その枕を使って、自分はどう感じたのか？」
「枕を変えてから、体がどうなったのか？」

ぜひ、自分の感覚を頼りに、適切な枕を探してみてください。

ちなみに、適切な枕の高さの平均値は、男性で7.5㎝、女性で６㎝となっています。この高さから大きく外れる場合は、明らかに枕が合っていないと考えても差し支えないでしょう。ただし、これはあくまで平均値のお話。ビッグデータの解析によると、体格と枕の高さには、正の相関関係があることがわかっていますが、適切な枕の高さは、身長や体重・年齢・骨格によって変わり、個人差があります。

そのため、**枕は5㎜単位での調整が必要となります。それほど人間の体は繊細で個人差があるのです。**逆に言うと、適切な高さにさえ調節することができたら、はっきりと効果が表れるところでもあります。

②形が変わらないシンプルな形状の枕

2つめの理想の枕の条件は、「**ある程度の硬さがあり、シンプルな形状**」であることです。

朝起きて、枕を見た時に、形がドーナツ状に凹んでいるとしたら、その枕は柔らかすぎるかもしれません。

枕で寝返りを打つためには、「頭が沈み込まない、ある程度の硬さ」が必要になります。

低反発ウレタンフォームや羽毛、綿などの素材は、柔らかすぎたり、ヘタったりしやすいので注意してください。

また、枕は平らでシンプルな形状で十分です。最近では、わざと凹凸が作ってあるものやドーナツ型にくり抜かれた複雑な形状の枕が売られていますが、首の角度、寝返りの打ちやすさ、どちらから考えても複雑な形は必要ないでしょう。

枕の幅は、50～60㎝あるのが望ましいです。左右に寝返りを打つことを考えたら、肩幅よりも広く、できるだけ幅が広いものをおすすめします。

③メンテナンスできること

枕に必要な3つめの条件が「メンテナンス」です。というのも、**「枕は生き物」だと言われるくらい、変化が必要なもの**だからです。

なぜなら、人間の骨格や体格は一定ではありません。痩せたり太ったりすることによる体型の変化や、成長や加齢に伴う骨格の変化によって、適切な枕の高さが変わってきます。
一般的には、年をとるほど必要な枕の高さは高くなる傾向にあります。

このように、**正しい枕の最後の条件は、骨格や体型の変化に合わせてジャストフィットするように、メンテナンスをし続けられる枕**なのです。

けれども、適切な枕を何度も作りなおすのは、お金もかかり大変です。そこで、ご自宅で簡単に調節できる自分にぴったりの手作り枕の作り方を次項よりご紹介します。

自分にピッタリの手作り枕の作り方

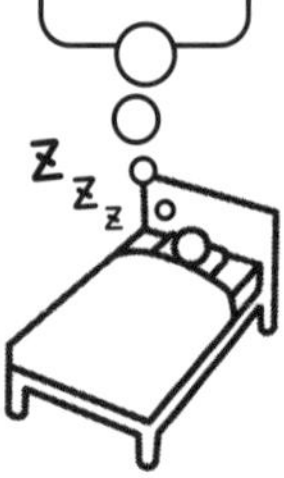

自分に合う枕は、ご家庭にあるもので簡単に、しかも手作りすることができます。
では、順に説明していくことにいたしましょう。

〔用意するもの〕

・玄関マット1枚（横50×縦90㎝、厚み1㎝くらい。毛足の短い、硬めのもの）
・タオルケット1枚（横140㎝×縦200㎝くらいの大判で、毛足の短い、硬めのもの）
・ひも or ガムテープ（ズレが気になる方は、最後にひもかガムテープで固定）

〔玄関マット枕の作り方〕

実際に枕を作っていきます。

（1）玄関マットをZ型の3つ折り（じゃばら折り）にする
（2）タオルケットを十字折り（4つ折り）にする。
（3）上記のタオルケットを、さらにZ型の3つ折り（じゃばら折り）にする
（4）玄関マットの上に、タオルケットを重ねる

〔高さの調整方法〕

ここまでできたら、いよいよ調整作業に入ります。枕を、しっかりと首の付け根に当ててから、以下の順番で確認しながら高さの調整作業をしてみてください。

もし高さが合ってない場合には、上に載せているタオルケットを1枚ずつめくったり重ねたりして、高さを調整します。

〈仰向けの確認方法〉

・のどが楽かどうか（息がスーッと楽にできて、のどが苦しくないこと）
・後頭部の違和感（枕が当たる部分が硬すぎないかどうか）
・首の違和感（首の後ろにつっぱりがないか、枕の角が当たって不快感がないか）

〈横向きの確認方法〉

・横向きになった時に、体の中心線が床とまっすぐ平行になっているかどうか
・肩や顔の圧迫感がないかどうか（低いと肩に、高いと顔に圧迫感を感じやすい）

〈寝返りの打ちやすさの確認〉

両腕を胸の前でクロスして、左右に回転します。この時、肩と腰が同時に寝返りを打つことができれば合格です。肩が先に動いたり、腰に反動をつけたりして、寝返りに大きな

力が必要な場合には、まだ高さが合っていません。最小限の力でスムーズに寝返りが打てる高さを見つけてください。

〈高さを合わせるコツ〉

・枕はしっかりと、首の付け根に当ててから確認してください。
・大柄で体格が良い人は、さらにバスタオルも重ねて高さを調節してください。
・肩幅が広い人は、横向きになった時に肩を下にせず、前に出すようにしてください。
・ずれるのが気になる方は、最後に両端をガムテープか紐で固定してから使用してください。
・寝返りをしやすい高さが、仰向けだと苦しい場合は、まずは低い枕に合わせて慣れてから、徐々に高さを出してみてください。
・不適切な枕に、長い間体が慣れていると、適切な枕に体が慣れるのに時間がかかることがあります。まずは、1～2週間くらい使ってみて、枕に体を慣れさせるようにしてみてください。

■高さの確認方法

【仰向けの確認方法】　　【横向きの確認方法】

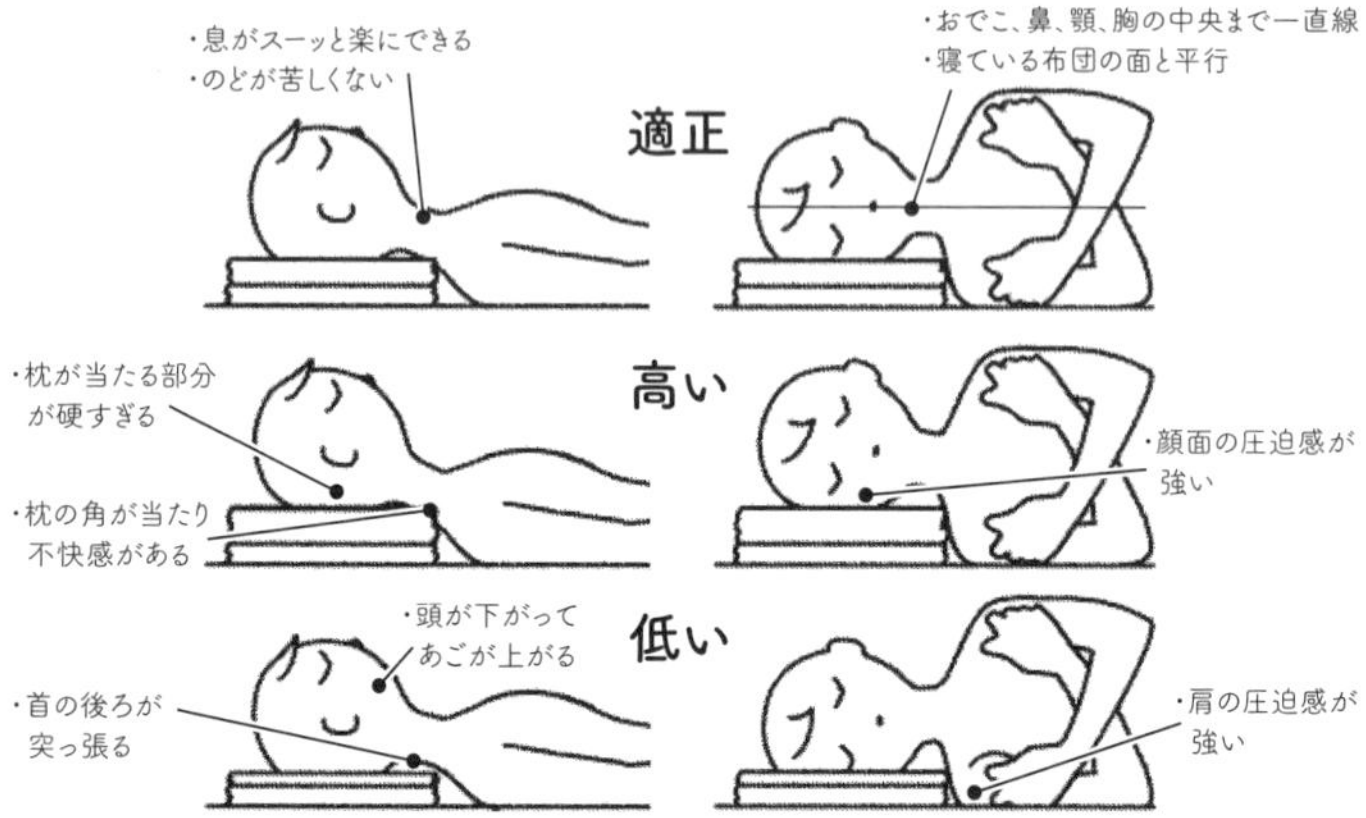

・おでこ、鼻、顎、胸の中央まで一直線
・寝ている布団の面と平行

・頭が下がってあごが上がる
・首の後ろが突っ張る

■寝返りの打ちやすさの確認

両腕を胸の前でクロスして、左右に回転した時、肩と腰が同時に寝返りを打てるか確認します。強い力が必要であれば、まだ高さが合っていません。最小限の力でスムーズに寝返りが打てる高さを見つけてください。

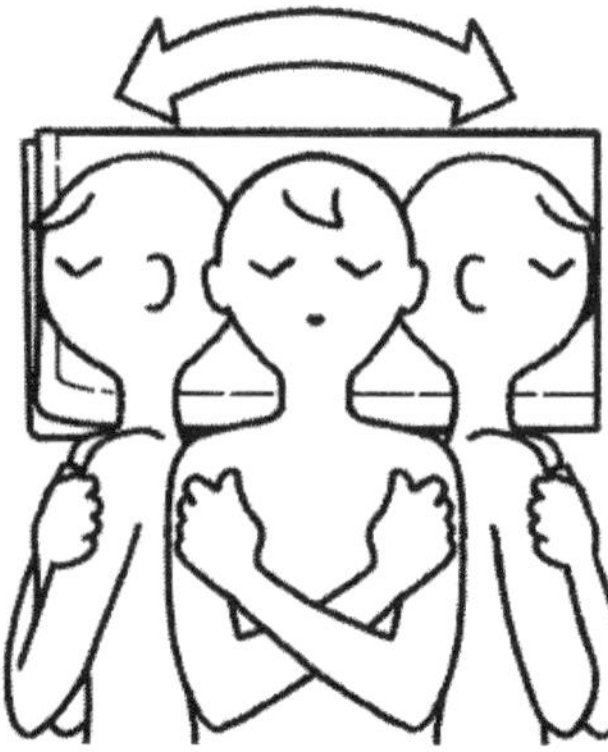

■高さを測りましょう

枕の高さを知っていれば、旅先でも困りません。頭の重さを考慮し、2Lの水入りペットボトルを2本、枕の中央に置いて測ります。

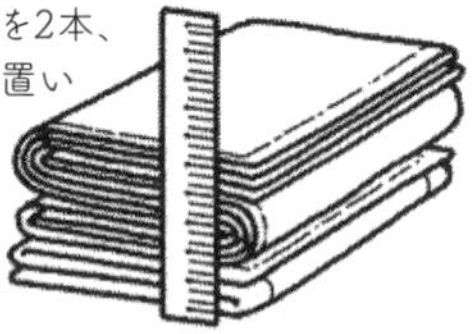

ずれるのが気になる方は紐またはガムテープで固定しましょう。

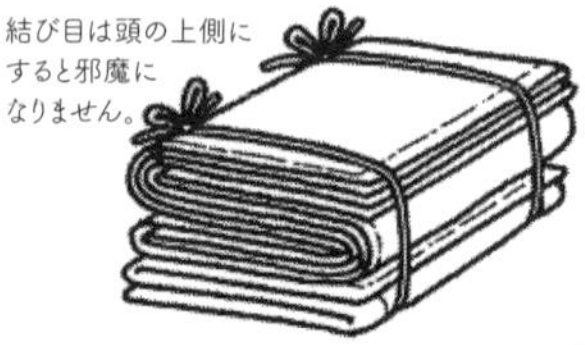

結び目は頭の上側にすると邪魔になりません。

自分で作る

ぴったりサイズのオーダーメイド枕

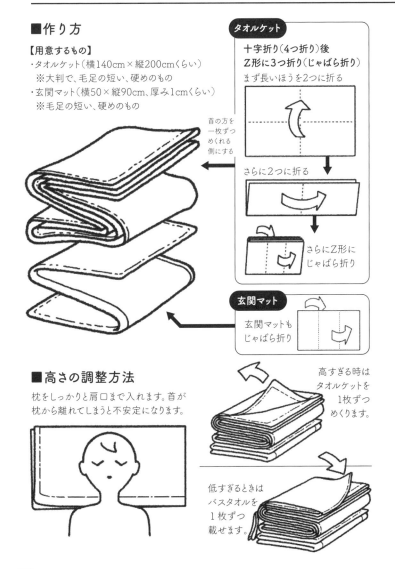

■作り方

【用意するもの】

・タオルケット（横140cm×縦200cmくらい）
　※大判で、毛足の短い、硬めのもの
・玄関マット（横50×縦90cm、厚み1cmくらい）
　※毛足の短い、硬めのもの

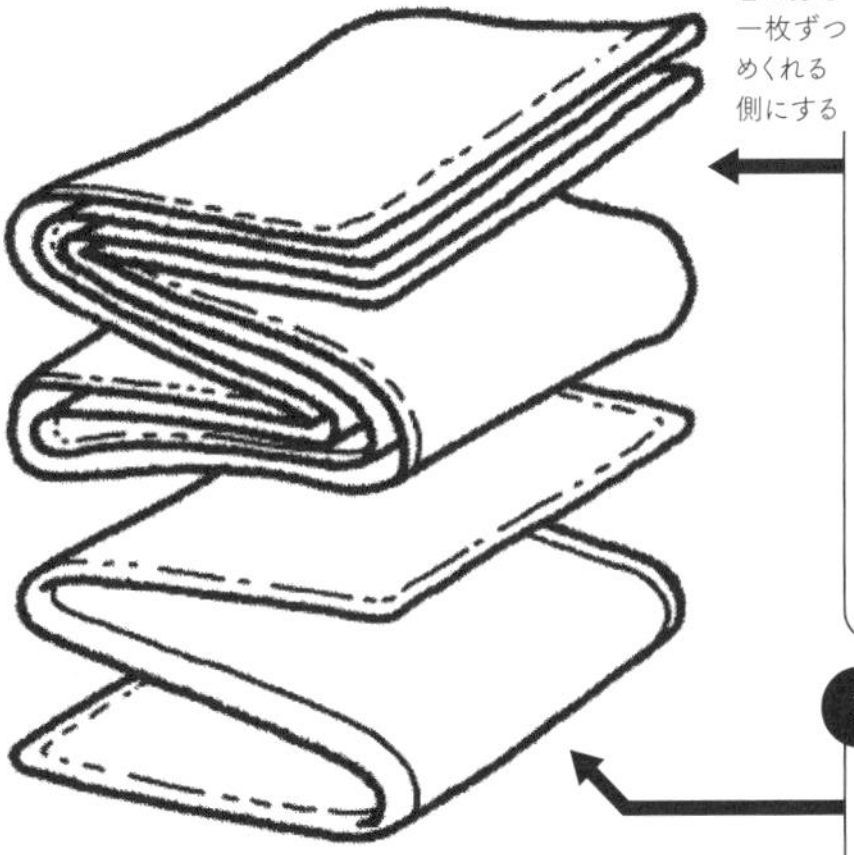

タオルケット

十字折り（4つ折り）後
Z形に3つ折り（じゃばら折り）

まず長いほうを2つに折る

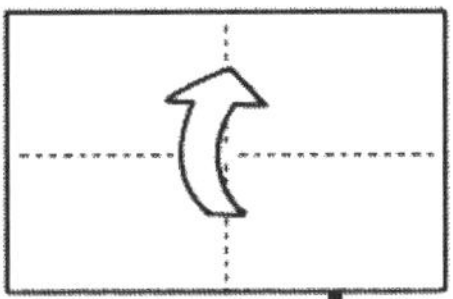

さらに2つに折る

さらにZ形に
じゃばら折り

玄関マット

玄関マットも
じゃばら折り

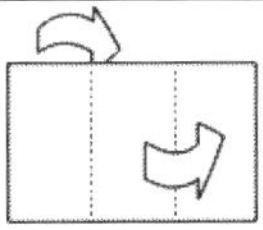

■高さの調整方法

枕をしっかりと肩口まで入れます。首が枕から離れてしまうと不安定になります。

高すぎる時は
タオルケットを
1枚ずつ
めくります。

低すぎるときは
バスタオルを
1枚ずつ
載せます。

硬い布団？　柔らかい布団？

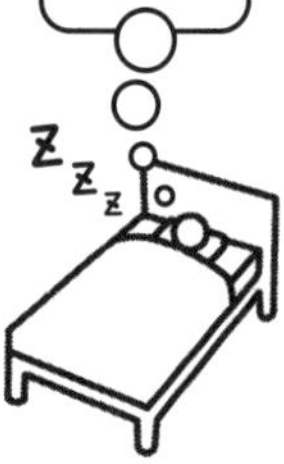

ここまで、枕についてご説明してきました。枕は首を支えるのに大切な役割を果たし、少しの調節で劇的な効果が期待できます。ご紹介したように、身近にあるものを使って、手作りすることもできます。

ところが、枕だけでは効果が実感しにくい患者さんが一定数いらっしゃいます。そのような方は、どこに問題があるかというと、「敷布団（マットレス）」に原因があるのです。

しかし、敷布団は、枕と比べて構造が複雑になります。

というのも、人間の体は、丸太のように平坦ではありません。重量も部位によって異なります。腰のあたりが最も重く（44％）、次に胸（33％）、手足（15％）、頭（8％）となります。

そのため、均一の硬さのベッドの上に寝ると、骨盤や胸部のあたりが沈み込み、腰のあたりは突き上げられるような形で、W型の寝づらい姿勢になってしまうのです。同様に、柔らかすぎるベッドや硬すぎるベッドも、以下のようなデメリットがあります。

（柔らかすぎるベッド）
体圧は分散されるが、胸とお尻が沈み込み、寝返りが打ちづらい

（硬すぎるベッド）
胸とお尻の沈み込みは少ないが、腰が反ってしまう、あるいは体圧が分散されない

では、どのようなベッドが最適なベッドと言えるのでしょうか？

適切なベッドとは、ズバリ「柔らかすぎず、硬すぎない」ベッドです。部位別の重さに

応じた適切な沈み込みによって、体圧が分散され、かつ体をしっかりと支えてくれるベッドになります。

これを実現するためには、肩と胸、腰、お尻などの部位に応じて、硬さが異なるものが必要になります。ところが、私たちの体は一人ひとり異なっているため、既製品のマットレスが体に合う確率は低く、ギャンブルに近くなってしまいます。

そこでおすすめなのが、**まずは「少し硬めのマットレス」を選ぶ**こと。硬いマットレスであれば、ベッドパッドや毛布を挟んで後から柔らかさを出すことができますが、柔らかすぎるマットレスを選んでしまうと、後から調節ができないからです。

敷物で一番大切なことは、「腰が沈み込まないこと」です。腰が沈み込んでしまうと、首との高さの差が出ることで首への負担が大きくなります。柔らかいマットレスでは腰が沈み込むので、寝返りが打ちにくくなります。こうなると、いくら枕の高さを調節しても、台無しになってしまいます。

このように、**マットレス（敷布団）**も、「**自分に合ったものをカスタマイズする**」という意識を持ちましょう。

体の痛みは不適切な寝具が原因かも？

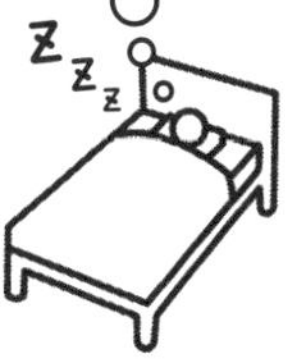

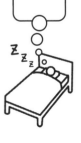

みなさんは、普段こんな症状がありませんか？
該当するものがあれば、それは枕やマットレスが原因かもしれません。

・起き上がるのがだるい
・朝起きた時、肩こりがある
・頭痛がある
・手に痺れやこわばりがある
・顔面の痺れ、耳の痛み、顎関節の違和感（かみ合わせの異常）がある

・寝返りが打ちにくく、熟睡できない
・睡眠薬を飲んでも、夜間に目が覚める
・不眠症、起床時に熟睡感がない
・夜間に肩が痛くて目が覚める
・病院で四十肩、五十肩と言われたが、注射をしても治らない
・いびきがひどい
・寝ていても、うつぶせになったり、横を向いたりして落ち着かない
・手を頭の下に置いて寝ている、夜間辛くなって枕を外す
・よく寝違える

もし、**特に朝起きた時に体の痛みが強いようであれば、それは枕やマットレスが合っていない証拠**かもしれません。国民病と言われている肩こりも、7割は枕を調節することで治るのです。

不適切な寝具は、心身にさまざまな影響を与えます。

こんな辛い症状も寝具を変えると改善するかもしれない

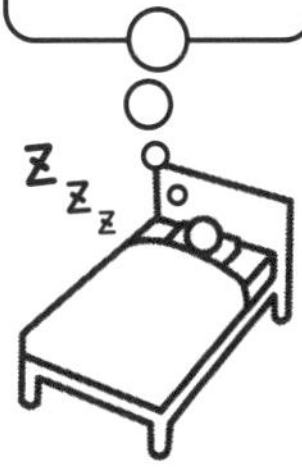

●肩こり（首こり、四十肩、五十肩）

枕を変えて首が安定することで、肩こりが劇的に改善されるケースがあります。四十肩や五十肩は、年齢によるものと思われがちですが、「枕を変えたら肩が上がるようになった」という患者さんもたくさんいます。

●ヘルニア・むち打ち・骨の変形による痛み

重度の場合には、枕だけで治すことは難しいですが、それでも寝具を変えることで症状を軽快させることは可能です。

●腰痛

腰痛は、寝姿勢やマットレスにも影響されますが、寝返りが打ちやすい枕にするだけでも改善されるケースがあります。

●手足の痺れ、痛み

手足の痺れ、痛みが筋肉からくるものではなく、神経が原因の場合には、不適切な枕を使っていることによる、首の神経の問題からきている可能性があります。

●頭痛

頭痛は生死に関わる病気の予兆のこともあるので、我慢できないくらいの痛みがある場合には、迷わず脳外科で診てもらいましょう。しかし、たいていの場合は「緊張性頭痛」です。これは、筋肉のこわばりによって生じます。肩甲骨の回りや首の後ろの筋肉の緊張が続くと、血行が悪くなり、締め付けられるような痛みや、ズーンと響くような鈍痛が後頭部に生じます。そのため、頭痛も不適切な枕が原因となっている可能性は十分にあります。

●めまい

ふわっと宙に浮くような、浮遊感を伴うめまいが頻繁に起こるようであれば、原因は首の神経にある可能性があります。病院の検査で異常がないと言われ、枕を変えたらあっという間に軽快したというケースもあります。

●いびき（睡眠時無呼吸症候群）

「枕を変えたらいびきがなくなった」という声もたくさん寄せられています。より重症化すると「睡眠時無呼吸症候群」になりますが、これは、寝ている時に何度も呼吸が止まってしまう病気です。すぐにできる対応としては枕を変えることです。もともと、睡眠時無呼吸症候群は横向きで寝ると発生しにくいことがわかっているので、仰向け・横向きどちらにも合う枕の高さに調節すると、症状が軽快することが多いのです。

●猫背、背中が丸くなる

適切な枕を使うと、背骨は昼間よりも真っ直ぐに伸びます。つまり睡眠中に姿勢を矯正することができるのです。また、枕を正して背中の筋肉がリラックスして柔らかくなることで、丸まった背中や猫背も解消されやすくなります。

ちなみに、猫背の人や背骨が曲がり始めたお年寄りにおすすめするのが、「少し高めの枕」です。個人差はありますが、傾向としては少し高めにすることが多いです。

●うつ病（メンタルヘルス）

さらに、うつ病などのメンタルヘルス疾患も枕やマットレスを変えることで軽快することがあります。

特に、うつ病患者は、肩こりなどの身体症状と不眠症を併発していることが少なくありません。患者さんの中には、枕を変えたところ、肩こりなどの身体症状が良くなり、よく眠れるようになったことで、うつ病が治った人もいます。

前章でも説明したように、**「心の健康」と「体の健康」には密接なつながりがあります。**寝具を変えることでよく眠れるようになると、自然と気持ちが前向きになります。その結果、メンタルヘルスが改善されることも多いのです。

うつ病には、太陽の光を浴びたり、運動や食事によってセロトニンを増やすことも大切ですが、このように寝具を変えることによって睡眠姿勢を改善するアプローチも有効です。

●夜間の頻尿

夜間の頻尿も、尿意そのものを催すのではなく、不適切な枕によって夜中に目が覚めた結果、自然とトイレの回数が多くなっていただけだったというケースもあります。

第4章

心を整えて睡眠の質を高める

～整形外科医が教える
快眠マインドセット

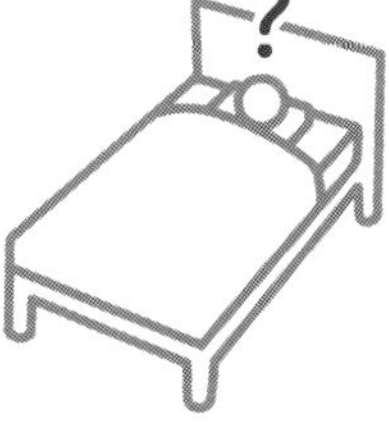

小学生の頃は「不眠」だった!?

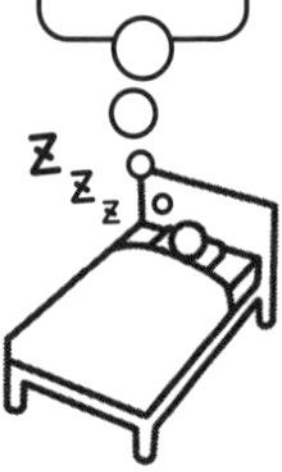

睡眠に影響するのは、生活習慣と睡眠姿勢、あともう1つあるとすれば**「気持ちの持ちよう」**だと思います。

次章でも詳しく解説しますが、入眠障害（寝つきが悪い）は、「精神的なストレス」が原因の大半です。そのため年齢に関係なく、あらゆる年代で見られます。

だからこそ、**いかにストレスとうまく付き合っていくのか、目の前の出来事をどのようにしてポジティブに捉えるか、これらが寝つきをよくするためには大切です。**

実は、私も小中学生の頃に寝つきが悪かった時期がありました。自分で言うのもなんですが、性格的に繊細だからというのも理由の1つだったかと思います。

また、20代の頃には、仕事上の人間関係で悩んだ時期もありました。「私が伝えたかったことは相手に伝わっただろうか」とか「言い方が悪かったかもしれない」と一人悶々とベッドの中で反省会をしていたのです。昔は、このように些細《ささい》なことを気にしてクヨクヨと悩んでしまうことがよくありました。

そのため、ストレスが原因で寝つきが悪いという人の気持ちはよくわかります。しかし今では**「自分なりのマインドセット術」「メンタルを保つための考え方のコツ」**を身につけ、そのような入眠時のトラブルとは無縁になりました。

だからこそ、過去の私と同じような悩みを抱えているみなさんに、どのように物事を捉えれば些細なことに頭を悩ませずに、寝つきをよくできるのかというアドバイスもできるのではないかと思っています。

過去の失敗を何度も思い返さない〈快眠マインドセット①〉

まず、最初にみなさんにお伝えしたいのは、**「過去の失敗を何度も思い返すのをやめましょう」**ということです。ベッドに入ってもなかなか寝つけないという人の中には、過去の出来事を繰り返し頭の中で考えてしまうという人も多いのではないでしょうか。

例えば、1000円落としたとして、それを10回思い返していたら、それはメンタル的には、1万円落としたのと同じくらいのダメージになります。嫌なことがあったり、嫌な人がいたとして、それを100回思い返していたら、心理的には100倍のダメージになってしまいます。

では、どうすればそんな負のループから抜け出すことができるか。そこで私がおすすめするのが、**これまでの人生を振り返って達成感を感じた時などの「ポジティブな感情」を思い出すこと**です。

「先生はいつもテンションが一定ですよね」。よく職場のスタッフからそう言われます。そう思ってもらえることはありがたいなと思う反面、ふと、いつから自分はこんなにポジティブでいられるようになったのか考えてみると、「過去の良かった時」を振り返りいい気分に浸る習慣を作ってからだと思い至りました。

人間ですから、「疲れたな」「しんどいな」と思うこともあります。そんな時、私は「あの時はこんなふうだったな……」といい気分に浸るようにしています。

ちなみに私の場合は、小学校6年生の時、運動会で行われたチーム対抗リレーで僅差で勝ったことを思い出すようにしています。

運動会が近づきチーム対抗で練習をしていても、どのチームも速く「どこが優勝してもおかしくない」、そんな接戦を繰り広げていました。

そうして迎えた運動会本番。

終盤、みんなの注目を一身に集めるチーム対抗リレーが始まりました。私はアンカーで、今か今かと自分の出番を待っていました。

そしてついに来た私の出番！　前の走者からバトンをもらった時、私のチームは1位のチームとほぼ同着。私はただがむしゃらに、無我夢中で駆け抜けました。


聞こえる周囲の歓声、追いつき追い越される私ともう一人の走者。そして……タッチの差で私は1位でゴールテープを切ったのです。

私には、1秒遅れて大歓声が聞こえました。それだけ集中していたのかもしれません。わぁっと盛り上がる運動場。駆け寄ってくるチームの仲間たち。

最後までどうなるかわからない中、チームのみんなでつかんだ1位。私には涙が出るくらい嬉しく楽しいものでした。後にも先にも、ここまで強烈に嬉しかった経験はありません。

御年50歳を過ぎましたが、今でもその時の気分に浸っては「よし、明日からも頑張ろう！」という活力をもらっています。

しばしば「過去の成功に浸るな」「今を生きろ」という論調もありますが、おそらくここで言っているのは、過去の成功「パターン」に引きずられるなということ。決して過去を全否定しているわけではないことに注意したいものです。

私が良かった思い出の「気分」に浸るというのは、ある意味「瞑想」に近いのかもしれません。

「あの頃はよかった……なのに今、俺はこんなにダメだ……」と悲観的に捉えるのではなく、「あの頃は輝いていたな。（その時の様子を思い出しながら）ああ、そうだ！　あの時は本当に気持ちよかった！　さ、今日も頑張るか！」、これが正しい捉え方です。

しかも、この**「いい気分に浸る」**というのは、お金もかかりませんし、人に迷惑をかけるわけでもありません。ただただ、自分でできる最高のメンタル整え術だと私は自負しています。

毎日クヨクヨしてしまいがちなまじめなみなさん。ぜひ、ご自身の未来を豊かにするために「良かったことを思い出す」、そして「どっぷりといい気分に浸る」。まるでお風呂につかるかのように、いい気分で心を満たしていただければと思います。

その心持ちのままベッドに入れば、心地よく眠りに入っていけると思いますよ。

失敗は笑いに変えてしまうくらいでちょうどいい〈快眠マインドセット②〉

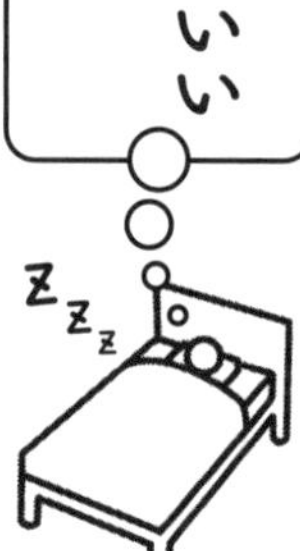

私が関西人だからということもあるかもしれませんが、失敗は話のネタや笑い話に変えてしまうくらいでちょうど良いのではないかと思います。

これはお金の絡むエピソードですが、昔、飲み会の後でタクシーに乗って家に帰ろうと思った時に、タクシーの運転手が道に迷ってしまったことがありました。

「ここまでお願いします」

と伝えたところ、

「じゃあ、あの道を通ったらいいですね」と言われ、もうすべてをわかったかのような顔をしたタクシー運転手でした。

そのため後部座席で安心して眠っていたところ、はっと気がついたら周囲は全く見かけない風景になっていたのです。

さらに、そのタクシーの運転手さんが、

「ガソリンがなくなってきました」

と言い出しました。

さすがに「ここで野宿すんのかい」と思い、他のタクシーに乗り換えて家まで帰宅。結果、２万円くらいの出費になってしまいました。これでは、わざわざタクシーで家まで帰らずに、ホテルに泊まったほうがよかったくらいの出費です。

翌日それを人に話したら、「先生、会社と名前を覚えていたら、返金してくれると思いますよ」と言われたのですが、そのような問題にせずとも「これは話のネタにしてしまえばいいか」と思いなおしました。

やはり人間生きていると、自分の思い通りにいかないこともあるわけです。それを「しまった。失敗だな」と悔やんでいても、いいことはありません。関西では、「クヨクヨして歩いていたら、電柱に頭ぶつけて怪我して二次災害が起こるで」とよく言います。

実際に、今日はなんとなくツイていないなと感じ始めると、いろいろな物事が立て続けにうまくいかなくなったり、不調が続いてしまうように感じることってあると思います。それと同じで、人間は失敗したことをクヨクヨと考えていたら、どんどん調子が悪くなり、うまくいかないことが増えるように感じてしまいます。

私は、人生の質とは、いかにいろいろな楽しいことを考えて、楽しい経験をするかで決まるのではないかと思っています。だとすれば、**誰からも強制されていないのに、自分の中で過去の嫌なことを繰り返し思い返していたとしても、ハッピーにはなれません。**

であれば、何かちょっと嫌なことやうまくいかないことがあったとしても、「これは笑い話のネタにならないかな」「失敗したらあとは上がるだけだな」というように、気持ちを前向きに切り替えたほうが絶対にお得なのではないでしょうか。

相手の課題と割り切ると人間関係がラクになる〈快眠マインドセット③〉

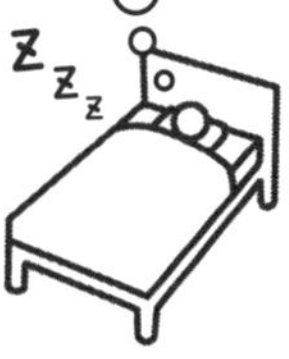

多くの人にとって、悩みの大半は人間関係のことではないでしょうか。しかし人間関係で悩んでしまう人の多くは、**「考えても仕方がないことを考えすぎている」**ように思います。

以前は、私も職場の人とトラブルがあった際に、「私が伝えたかったことを、相手は理解してくれただろうか?」「自分の言い方が悪かったのではないか」と一人で悶々と悩むことがありました。

しかし、今では考えても仕方がないことで悩むのをやめました。相手がどう思っているかまで、自分が心配する必要はないと気がついたからです。相手がどう思うのか。それはもう相手の問題です。

みなさんにもさまざまな種類の悩みがあると思います。悩んでいる時、ぜひこう切り分けてみてください。
それは自分でコントロールできるものでしょうか？
それとも、自分ではコントロールできないものでしょうか？

例えば、
・職場にいつも不機嫌な上司がいる
・自分が相手に伝えたことを、相手がどう感じたかが気になる
・LINEでメッセージを送ったのに相手から返信が来ない

このような悩みは、すべて相手の問題で、自分ではコントロールできないことです。自

分の機嫌を自分でとるのは上司の課題です。

それこそ「相手の返信が来ない」なんて、相手の状況は把握し切れません。考えても答えは永久に出てこないでしょう。自分がコントロールできないものに対して、悩んでしまうのはナンセンスです。


だとするならば、あなたがやるべきことは2つあります。

1つは、**「常に自分でコントロールできるものに目を向ける」**ことです。

例えば、不機嫌な上司が職場にいるのなら、あなたは上司の機嫌をとるのではなく、自分でできる仕事や物事に集中しましょう。相手がどう感じたかは気にせず、自分は次のアクションに移りましょう。


そしてもう1つは、**「相手の課題に踏み込みすぎない練習をする」**ことです。アドラー心理学では、何か問題が起こった時に「その選択をした結果、最終的に責任を引き受けるのは誰か?」によって、自分の課題と他者の課題を分離します。

何らかの問題が起こった時に、その問題がもたらす結果を引き受けるのが最終的に自分ではないのだとしたら、それはもう「相手の課題」です。このように「相手の課題」と「自分の課題」を切り分けて、相手の課題に踏み込みすぎないようにすることができれば、人間関係で悩むことは少なくなるはずです。

この2つを体得した結果、私は必要以上に悩むことがなくなりました。習得する価値はあると思います。ぜひお試しあれ！

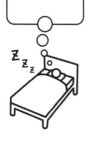

何か言われても心に余裕を持つ〈快眠マインドセット④〉

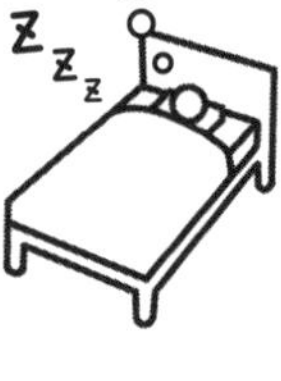

「人間関係で悩まない」とお伝えした私ですが、学生時代は人から嫌なことを言われた時に、カッとなって怒りが湧いたり、深く傷ついて引きずってしまうことがよくありました。

しかし、そんな経験をしていくうちに自分が疲弊していることに気づいたのです。同時に「過度に反応せずにいたほうが疲れないんだな」ということがわかってからは、極力心を波立たせないように気を付けてきました。

医師となってからもそのスタンスを貫いていたところ、友人からこんなエピソードを聞きました。

彼が医師になって2年目の頃でした。研修医真っただ中、厳しい指導で評判の先輩の下についたことがあったのです。その先生の下に研修医としてつくと、かなり絞られると私たちの中でも専らのウワサでした。

「何も起こらないといいな……」。彼はそう思ったものの、不安は的中。ある宴会の最中にその先輩があろうことか彼を名指しで、みんなの前で彼の至らないところをあれやこれや指摘し始めたというのです（今であれば、パワハラに該当するかと思いますが、当時はそういうことも普通にある時代でした）。

当然、周りの人たちから注目を浴び、中には気の毒そうな視線を向けている人もいたといいます。

そんな時、彼はこう答えたのだそうです。

「今ご指摘になったことは、褒め言葉として受け取りました。ありがとうございます。今後も頑張らせていただきます」

一瞬時が止まった後、周りは笑いの渦に。思いのほかすごくウケたのがよかったのか、周囲の反応に先輩も苦笑い。それ以上厳しい指摘を受けずに済んだのだそうです。

その話を聞いた私は、同じような経験をしたことを思い出しました。私もまた、みんなの前で先輩から叱責を受けた時は正面から返事をするようなやつだったからです（笑）。

その時、先輩はなんともいえない表情をして、その場から去っていきました。天然だと思われたのか、扱いにくいやつだと思われたのかはわかりません。しかし、下手に萎縮してしまうよりよかったかと思います。まじめな話、人間、指摘してもらえるというのはありがたいことで、腫れ物を扱うような対応をされると、自分が成長する機会もなくなってしまいます。だからこそ、私も彼と同じように、指摘を受け入れる選択をしたのです。

そうしたことが何回もあったからでしょうか。以来、私は何を言われてもイライラしたり悲しくなったりすることはなくなりました。

時に、「この人の言っていることは間違っているな」と感じることもあります。しかし「まあそう言う考えもあるか。自分の考えと違うけれども１００のうち5くらいは正しいから、まあいいか」と思うようにしています。

そのうえで「その考え方や言い分は絶対に違う」と思えば、「聞かない」という選択もできます。そう思うと自分の中には、**相手の話を聞く・まあまあ聞く・聞かない**という3段階のスイッチが存在していて、その都度それらを調整しているように感じています。

みなさんもぜひこのスイッチを心の中に忍ばせて、心の平穏を確保してほしいと思います。

不測の事態はよくあることと割り切る〈快眠マインドセット⑤〉

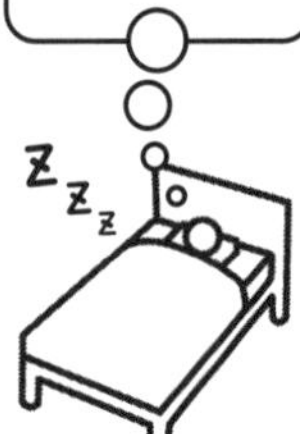

人生、常につきまとってくるのが「予測不能の事態」です。これだけテクノロジーが進歩し、ネットによって世界がつながった時代にいると、つい「すべてのことは予測できるのだ！」と思いがちですが、人の死を予見できないように「**予測できないことは起こって当たり前**」なのです。

なんだか後ろ向きな考えかもしれませんが、実はそうやって物事に対するハードルをあらかじめ下げておいたほうが、不測の事態が発生した時にも、慌てたりイライラしたりせずに済みます。**最初からスムーズにいくと考えていたら、思うように事が運ばない時にストレスになってしまいます。**

人によっては、ちょっとでもうまくいかないことがあると、他の物事にまで影響が及んだり、先の調子までガタガタと崩れてしまうこともあるかもしれません。そうならないためにも、これからは人・モノに過度な期待を持つのはやめましょう。

例えば、パソコンであれば、壊れる可能性があると思っておくこと。

毎日の業務であれば、急に休む人がいるかもと思っておくこと。

こういったことは「起こるものだ」と捉えておけば、自分にとっても、あるいは相手にもストレスにならずに済みます。

私はそれに加えて、何か不測の事態やトラブルがあった時に、責任や原因を追及するのは後回しにしています。

「誰のせいで」「何が原因で」というのは、後からいくらでも精査できます。そんなことに時間をかけるより、今目の前の問題を解決してスムーズに事が運ぶようにする。そうすることで、結果的に予期せぬ出来事にも最善策がとれるのです。

予期せぬ出来事は起こるのが当たり前。万一起こってしまったら「まあ予想通りだし？余裕余裕！」と自分を鼓舞《こぶ》して問題に対処していきましょう。

一日くらい眠れなくても気にしない〈快眠マインドセット⑥〉

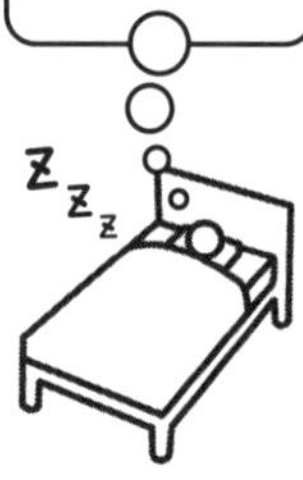

本書では、睡眠に関する多くの悩みを取り上げてきましたが、私は「**眠くならない時、寝られない時は無理して寝る必要がない**」とも思っています。

患者さんの中にも「昨日はよく眠れなかった」「8時間寝ないとダメだったのにどうしよう」とクヨクヨしてしまう人が一定数いらっしゃいます。まじめな人ほど、そのような傾向が強いようです。

患者さんには「一日くらい眠れなくても大丈夫」「眠たくなければ、一日くらい寝ない日があってもいいか。それくらい気楽に考えていたほうがいいですよ」と伝えています。

眠れなかったことを気にしすぎるほうが心にも悪いですし、日中の生活にも影響を与えてしまいます。下手すると、気にしすぎることで余計に不眠につながったり、悪循環に陥ることもあるかもしれません。

もちろん眠れるに越したことはありませんが、人生は長いので、一時的に仕事や家庭の事情で十分に睡眠がとれないこともあるでしょう。私も若い頃は、夜勤が多くて不規則な生活をしていたり、救急車のサイレンが耳について離れずに眠れない時期もありました。

少し睡眠不足が続いたくらいなら、基本的に大きな問題はありません。長い目で見て、調整できればよいのです。それよりも「寝れない」と気にしすぎるのが一番良くありません。「眠れない眠れない……」と考えながらベッドの中に入ったままだと、ベッドの中が眠れない場所としてインプットされてしまい、余計に眠れなくなってしまいます。そのため、**眠れない場合には一度ベッドから出て、眠たくなってから戻る**ようにしてみてください。

悩みは夜に考えない〈朝の時間の有効活用〉〈快眠マインドセット⑦〉

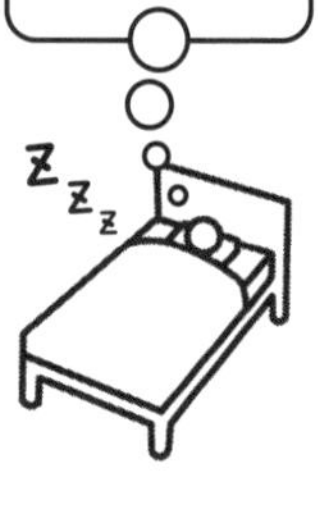

繰り返しになりますが、**悩み事を夜に考えても基本的に良いことはありません。**妙案が思い浮かばないばかりか、寝つきも悪くなり、下手すると悪循環に陥ってしまうかもしれません。

かくいう私も、開業直後は経営状況がどうであれ従業員の給料を払わないといけないので、常に不安の中にいました。平日、診療が終わって一人になると、不安がもくもくと黒い雲のように広がっていきます。「なんとかこの不安を払拭《ふっしょく》したい」と、私は週末にアルバイトで病院の当直勤務をして収入を得ていました。

寝るのもそこそこに診療をする……という不規則な生活を続けた結果、体重が増加。ベスト体重から5kgも太ってしまったのです。

当時の患者さんには「体重が重いと、年をとってから膝に負担がかかりますよ」とアドバイスをしていましたが、「いや、太っている医者に言われても説得力はないやろ」と、自分で自分にツッコミを入れる始末（笑）。しかし、私にはもっと体重が爆増した時期がありました。

30代、勤務医をしていた頃のこと。開業医時代よりさらに不規則な生活をしていたせいか、なんと15kgも体重が増えてしまったのです。その際「これじゃいけない」とダイエットを敢行。約1年で元に戻した経験があったのです。

「前もできたから今回もいける」。私はそう思い、根本的に生活習慣を見直しました。また、夕食後に30分のウォーキングもスタートしたのです。この行動が良かったのでしょう。

そこからさまざまなことが激変しました。

まず、夜、不安になっていた気持ちは少しずつ消えていきました。考え事をしていた時間にウォーキングを入れたことがよかったのかもしれません。ウォーキングをして体を動かすうちに「今自分にできることを精いっぱいやろう」という気持ちに切り替わり、そこからは自分のクリニックの診療に、より一層力を注ぐことができました。

心が整理できただけではなく、なんと体重も5ヶ月で5kgの減量に成功。患者さんにも自信を持ってアドバイスすることができるようになりました（笑）。

この経験から**「夜考え事をすると悪い考えが広がりやすいんだな」と感じ、以来、私は何か検討すべきことがあるときはすべて朝にするようにしています。**夜、「大丈夫かな……」という心配事も、面白いもので朝に考えると、「ま、なんとかなるかもな」とポジティブになるのです。

さらに、朝に考え事を持ってきたことで、「朝のうちに診療以外の仕事は済ませてしまおう」と思うようになりました。スタッフも出勤していないので、自分一人で時間を使えます。そうすることで新しいアイディアも浮かびやすくなりました。まさに朝の仕事はいいことづくしなのです。

ぜひ、みなさんも**「悩み事」「重大な決断」は夜にしない**、と決めてみてください。切羽詰まったことを夜に考えても、良いアイディアは浮かばないものです。悩みが湧いてきたら、さっさと寝て、なるべく朝早く起きる。そうして朝日を浴びながら「昨日の続き」

に取り組んでみてください。フレッシュな頭で考えることができ、きっとあなたらしい発想が浮かんでくるはずです。

誹謗中傷する人は「ひよこちゃん」と思う〈快眠マインドセット⑧〉

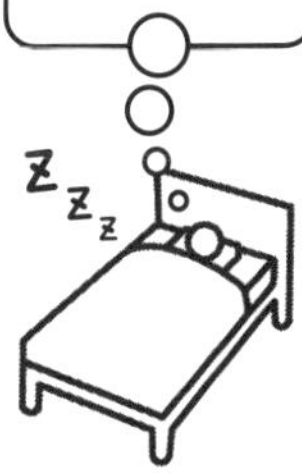

昔から陰口や悪口を言う人はいましたが、ＳＮＳの普及によって、誰しもが見ず知らずの他人から誹謗中傷を受ける可能性が増えました。誹謗中傷を受けた時、「やられたらやり返してやる！」と思う人もいるかもしれません。そうやってファイティングポーズをとるのもいいですが、自分もまた誹謗中傷をすれば同じ穴のムジナになってしまいます。**私自身は、人を批判する側に回るくらいならば、批判される側の人間で構わないと思っています。**

そう強く感じたのが、20歳の時に野球観戦に行ったときのことです。熱気あふれる甲子園球場で両チームとも手に汗握る試合をしていました。私は楽しく見ていたのですが、観客の中に、「お前ちゃんと打てよ〜、おい」「監督代われよ」などヤジを飛ばす人がいたのです。

その光景を見た瞬間に、「自分はこの先、絶対にそっち側の人間にはなりたくないな」と思いました。つまり、「自分は安全なところにいたうえで、人を攻撃するような生き方はしたくない」と。

今後、みなさんもSNSで、あるいはリアルの場で人から嫌なことを言われたり傷つけられたりすることもあるでしょう。それは、いわれのない誹謗中傷かもしれません。その時、2つのことを覚えておいてください。

1つは、どんなに良い人、素敵な人でもこの世界には100%支持される人なんていないってことです。考えてみてください。あのイケメンで歌の上手な福山雅治さんだって、ライバルのレコード会社からしたら「アイツと同じ日に新曲を出したくない」と思われているはず。誰しも、嫌われたり疎まれたりする可能性はあるのです。**誹謗中傷は、誰にでも平等に起こりうる**、と思っておきましょう。

そしてもう1つは、「誹謗中傷をしてくるような人間のことをいちいち考えるのはムダだ」ということです。誹謗中傷によって眠れなくなったり体調を崩してしまったりするみなさんは、なんて心が優しくて、まじめなのでしょう。

残念ながら誹謗中傷をした相手は、たいして考えもせずにそうしたことを言ってくることがほとんどです。そんな人たちの言葉をあれこれ考えるなんて、バカらしくありませんか？

例えば相手に悪意があって、「これを言ったらあいつ気にして体調を崩すぞ」と思っていたとして、相手の思惑通りに体調を崩していたら、余計に悔しいですよね。そんなことをしている間に、向こうは優雅にパフェなんかを食べているかもしれないんですよ！　なんだかバカバカしいですよね（笑）。

そんなわけでこれからは、「**眠れないほど悔しい誹謗中傷があったらさっさと寝る**」を習慣にしてみましょう。ぐっすり眠ってリフレッシュして、目の前の仕事や家事、やるべきことに集中できたら、そんな誹謗中傷の声はきっと遠ざかってくれるはずです。

さて、それでもしつこく誹謗中傷の声がこびりつくようならこう考えてみましょう。
「あの人、あんなに誹謗中傷をするなんて、まだ人生1回目か。ひよこちゃんなんやね」と。ひよこちゃんだと考えれば、そうやっていろいろなことを言ってくるのも「まあ仕方ないわな」と思えます。

私は若い時から心の中で相手を「ひよこちゃん」と呼んでいました（笑）。相手の呼び方はみなさんにお任せしますが（笑）、どうしようもなく心がざわざわした時に、ぜひ使ってみていただけたら幸いです。

「合わない」と悩まず、自分に合うものさしを探せばいい〈快眠マインドセット⑨〉

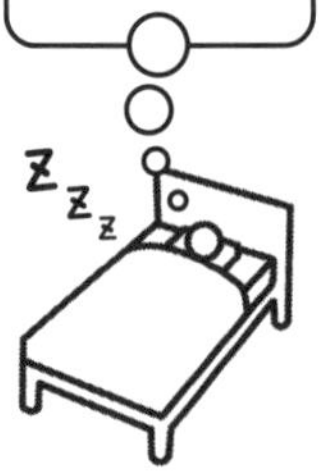

快眠のためのいろいろなコツをお伝えしてきましたが、結局、上司だろうが家族だろうが、完璧な人間はいません。当たり前ですが、人間は神様ではありません。であれば、不

完全な人間の作る評価基準もまた、不完全なのです。

しばしば、私たちは「不完全なものは価値が低い」「完璧こそが正しい」と思い込んでしまいます。

しかし、本当にそうでしょうか。もし、「これが正解」という完璧なものさしがあったとしたら、人の考えは単一的になり、つまらない世の中になるでしょう。あるいは、その基準に合致しない人は生きていく術《すべ》をなくしてしまうかもしれません。

この世が完璧じゃないからこそ、不完全だからこそ、人は救われるのではないでしょうか。

例えば学生時代には、「勉強ができる」「足が速い」といったものさしで価値を決められてしまいがちですが、大人になって社会に出ればそれだけではないことに気づくはずです。「料理がうまい」「ピアノが上手に弾ける」「接客が得意」など、挙げれば無限に存在します。その中で、**自分の存在感が発揮できるところに、ものさしを合わせ真価を発揮すればいいのです。**

だからこそ、人生の途中で起こる「さまざまな審査」や「評価」もまた、必要以上に気にしないことです。例えば、ある会社の採用試験に落ちてしまったとしても、「この会社の理念と合わなかっただけだ」「自分の価値をわかってくれる企業もきっとある」と前向きに捉えましょう。いわずもがな、世の中にはたくさんの会社があり、仕事があります。

また、会社に勤めていて「適正な評価がされない」と感じたら、「この会社のものさしは自分に合わないのかも」と次に行くこともできます。この考えは、決して傲慢になれということではありません。相手が求めるニーズと自分の特性を客観的に見つめたうえで、「評価がされていない」と感じれば、より自分の能力を高める環境に移るという合理的な判断です。

それと同じで、人間関係も時とともに移りゆくものです。「この人とは合わないかも」と感じたら少し距離を取り、様子を見る。そんなふうにその時その時で自分のスタンスを変えるのは決して悪いことではないのです。極端になりすぎるのもよくありませんが、物事をゆるく捉えておくほうが生きやすいと感じます。

「ここじゃなきゃダメ」「この人じゃなきゃダメ」と自分で自分に制限をかけず、さまざまなものさしを使いこなしていくことが変化の速いVUCAの時代を生き抜くことにもマッチしているように思います。

きっと本書を読んだみなさんはまじめで、頑張り屋さんばかりだと思います。私もまた学生の頃は完璧主義の人間で、テストで解けない問題が1つでもあると、そこが気になって、後半も調子を崩してしまうタイプでした。

けれども、今ではテストであろうと人生であろうと100点満点を取る必要はないのだと思えるようになりました。**人生60点取ればよいのです。**ぜひ、このことも心の片隅に置いておきましょう。

第5章

眠りのギモンに名医が答えます!「快眠119番」

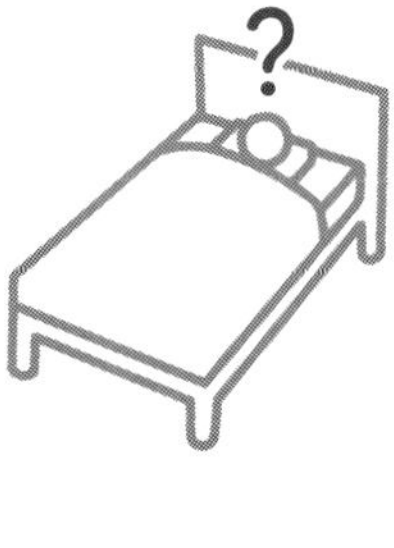

そもそも不眠症ってどんな症状を言うの？

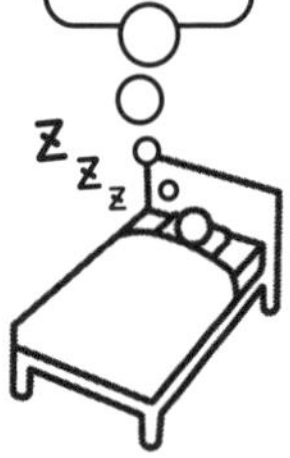

睡眠に関する悩みを持つ人は多いと思いますが、特に多い「眠れない」（不眠症）という悩みもひとくくりにはできません。まずは簡単に整理したいと思います。

不眠症は、大きく分けると以下の４つのタイプに分けられます。

① 入眠障害：寝つきが悪く、入眠までに時間がかかること

寝つきが悪い人は、ストレスを抱えていたり、心配事や不安なことが多い、神経症傾向の人によく見られます。他にも、騒音や身体的な痛み・かゆみなどが原因となることもあります。また、眠れないこと自体や睡眠に対するこだわりがストレスになってしまう場合もあります。

中高年や高齢者だけでなく、若い人にもよく見られる症状ですが、本人が気にならない

ようであれば、特に心配はありません。

②中途覚醒：眠りが浅く、夜中に何度も目が覚めること

夜中に何度も目が覚めたり、目が覚めると眠れなくなる症状は、「中途覚醒」と呼ばれます。これは不眠のタイプの中で最も多く、高齢者に頻発します。原因としては、飲酒による夜間頻尿、加齢によって眠りが浅くなることも関係します。

③早朝覚醒：本来の起床時間より2時間以上早く目が覚めること

明け方に目が覚めるようであれば、早朝覚醒が疑われます。中高年や高齢者に多く、気分の落ち込みを伴うようであれば、うつ病の可能性もあります。

④熟眠障害：睡眠時間は長くても、寝ても疲れが取れない

しっかりと寝ているはずなのに、朝起きても寝た気がしないようであれば、熟眠障害の可能性があります。睡眠中、交互に訪れる浅い眠りと深い眠り（レム睡眠とノンレム睡眠）の周期が乱れることによって、深く眠ることができず、大脳が十分に休まっていない状態

です。
その結果、一晩寝ても、朝からだるさや疲れ、頭がボーッとするなどの症状が出てしまいます。熟眠障害を引き起こす理由として、強いストレスが挙げられますが、睡眠時無呼吸症候群・周期性四肢運動障害・むずむず脚症候群などの人にもよく見られます。

いかがでしたでしょうか。**一口に不眠症と言っても、症状の出方はさまざま**だということがおわかりいただけたと思います。最終章となる本章では、眠りの悩みにまつわるさまざまな疑問にお答えする形で、整形外科医だからお伝えできること、私自身の体験からお伝えできることなど、バラエティ豊かに快眠のコツをお伝えしていきます。

何がなんでも寝ないといけないの？

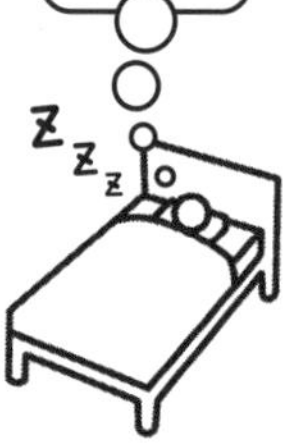

時にはベッドに入ってもなかなか眠れない、寝返りを打ってばかりでだんだん目が冴え

てきてしまう……。そんなこともありますよね。患者さんからも時折相談を受けることがあります。そんな時､私は**「ベッドに入って30分以上寝つけないという場合には、一度ベッドから出てみてください」**とお伝えしています。

具体的には別室に移動し、本当に眠くなるまでは寝室に戻らないようにします。例えば、リビングなどに行って軽いストレッチをしたり、音楽を聞くのもよいでしょう。また、アロマセラピーや足湯、本を読むといった自分がリラックスできることをやってみるのもおすすめです。

そう言うと、たいていの患者さんは驚かれます。それも無理はありません。以前は、「眠れなくてもベッドに入っているだけで体は休まる」「羊を数えれば自然と眠れる」などということも言われていたからです。しかし、最近の研究では寝つけない時にベッドに入ったままの状態でいるのはよくないとされています。

ベッドの中にいたままだと、「ベッドの中＝眠れない場所」というイメージが頭についてしまい、余計に眠れなくなってしまう可能性があるからです。

このように、「寝室＝眠れない場所」と頭の中でイメージが固定されてしまうことを、「条件不眠」と呼びます。この条件不眠の状態をなるべく少なくし、**「寝室＝寝る場所」と、**

頭と体にインプットしなおすことが、快眠の第一歩になります。

また、「眠れない」と思えば思うほどかえって眠れなくなることもあります。「眠れない」というのは、ひょっとすると「今は寝たくない」という体のサインなのかもしれません。**医者の私が言うのもなんですが、人は1日、2日眠れないくらいでは、病気にはなりません（笑）。**必ず「眠い」と思う瞬間が訪れます。あまり考えすぎず、リラックスすることに重きを置いてみることもまた、スムーズに入眠するコツ。ぜひ、構えすぎず「眠たくなったら寝よう」くらいの感覚でちょうどよいのではないでしょうか。

睡眠薬にはどのくらい頼っていいの？

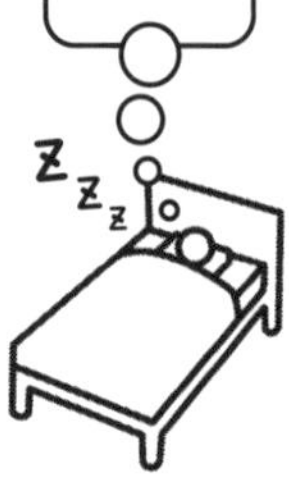

とはいえ、眠れない日々が続いたり、眠りが浅かったりすると「お薬に頼ったほうがよいのでは……」と思うこともありますよね。そんなまじめなみなさんにぜひ覚えておいてほしいのが、大前提として**「睡眠薬に頼らない」**ことが大切だということです。

薬にはどうしても副作用があります。睡眠薬の使用が長期化してしまうと、依存症になる可能性もありますし、特に効き目が強い睡眠薬だと、起きた時に、ふらついて転んで怪我をしてしまうことにもつながりかねません。

そのため、前章まででもご説明したように、まずは生活習慣を改善することを前提のうえで、**基本的に、「必要な時のみ使う」という睡眠薬の使い方をおすすめしています。**

ではここで、今、日本で使われている睡眠薬について簡単にご紹介したいと思います。

睡眠薬は、主に「ベンゾジアゼピン受容体作動薬」「メラトニン受容体作動薬」「オレキシン受容体拮抗薬」の3種類があり、それぞれ次のような特徴を持っています。

【ベンゾジアゼピン受容体作動薬】

脳の神経活動を直接抑えることで、眠りやすくする

特徴：作用の持続時間が長いものから短いものまでさまざまである。即効性があり、気持ちを落ちつかせる抗不安作用があるが、長期に服用すると効き目が薄くなる可能性があり、ふらつきや転倒などの副作用のリスクもある。

【メラトニン受容体作動薬】

睡眠の調整をするホルモン（メラトニン）に働きかける

特徴：作用時間は短いが、脳の温度を下げ、血圧を下げてくれる。脳を「睡眠モード」に切り替え、自然と体を眠りやすい状態にする効果がある。副作用が少なく軽症の人には適しているが、即効性は弱く、不安感が強い人には適していない。

【オレキシン受容体拮抗薬】

睡眠の調整をするホルモン（オレキシン）に働きかける

特徴：最も新しいタイプの睡眠薬。覚醒を促すオレキシンを抑制することで、自然な眠りへと移行する。メラトニン受容体作動薬と同じで、ベンゾジアゼピン系と比べると、自然な眠りを促し、依存性も低いが、効果が出るまでに時間がかかることがある。

どの薬にもメリット・デメリットがあります。そのため処方の際には、ご自身の不眠のタイプ（入眠障害・中途覚醒・早朝覚醒・熟眠障害）や症状を医師に伝え、適切な薬を処方してもらう必要があります。また、睡眠薬は難しいもので、効きすぎても・効かなさすぎても、日常生活に影響を与えてしまうことがあります。そのため、例えば車の運転や高所作業といった仕事に就いていて不眠の方は、よくよくご自身の職業についても医師に伝え、「効きすぎ」のリスクについても伝えるようにしましょう。

なお、「睡眠薬を飲むのは怖いので市販の睡眠薬でもいいですか？」という質問がありますが、市販で売られている薬は厳密に言うと「睡眠改善薬」と呼ばれ、あくまで一過性の不眠を解消するという目的のものです。また、薬を飲んでふらつきや眠気なども起こる可能性があることから、自己判断で薬を飲むことはやや危険とも言えます。不眠が続く、浅い眠りが続く場合は、やはり医師の診察を受けたほうがよいでしょう。

睡眠サポートのサプリやドリンクって本当に効くの？

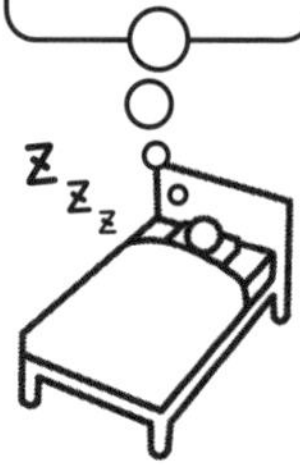

睡眠改善薬だけではなく、最近では良質な睡眠をサポートするサプリメントやドリンクなどもたくさん販売されるようになりました。

２０２２年には、某飲料メーカーが出した乳酸菌飲料が品切れになるほどの大ヒット。当時、私も1本くらい飲んでみようかなと思いコンビニエンスストアに行ったことがありましたが、探しても探しても商品がない！　やっとの思いで1本飲んでみた……そんなことがありました（笑）。

睡眠サポート飲料が空前の大ヒットになったのも驚きでしたが、「それほど睡眠に関して悩みがある人が多い」こともまた衝撃でした。

ちなみに、睡眠サポートのサプリメントやドリンクなどで使われている成分は、次のようなものが挙げられます。

メラトニン：低容量では、多少の入眠効果あり
ＧＡＢＡ：直接脳には届かない
グリシン：深部体温を低下させるが、データが不足している
ビタミンＢ12：メラトニンの合成をサポートする
ビタミンＢ６：ＧＡＢＡの生成をサポートする
バレリアン：睡眠の質と寝つきを良くするという報告がある

このような飲料やサプリメントは、はっきりとした効果や「眠れる」という根拠があるものばかりではありません。中にはプラセボ効果によって「眠れる」というものもあるでしょう。

しかし、私はこれらを否定するつもりもありません。こうした商品によって、よく眠れるようなら、たまに使う程度であれば問題ないでしょう。

とはいえ、こうした商品を長く続けていくとなると、やはりそれなりにお金がかかりま

す。それと並行してぜひ行っていただきたいこと、それが**「朝日を浴びる」**ことです。

実は不眠の原因の1つが、「メラトニン不足」の場合もあります。前にも述べましたが、メラトニンは、ホルモン分泌や体温の調整、さらに体内時計を調整してくれるホルモンです。つまり、このメラトニンが正しく分泌されると入眠をスムーズにしてくれるというわけです。

では、このメラトニンはどうやって分泌されるのか？　朝日を浴びてセロトニンを作り出しておくと、それを材料として夜、メラトニンが作られるです。

つまり、朝日を浴びておくことがとても大事。しかも朝日はタダ（笑）ですから、こんなにいいことはありませんよね。

朝早く起きて、夜は眠る。規則正しい生活は、実は体のリズムにとっても、理にかなっていることなのです。現代人は、夜遅くまで起きていることが当たり前になり、体内時計が崩れやすくなっています。

そのため、不眠になったら、薬やサプリメントなどに頼るのではなく、まずは昔の生活リズムに戻る。電気やコンビニエンスストアがなかった頃の生活をしてみることが、実は一番の薬なのかもしれません。

漢方薬はどんなふうに活用したらいい？

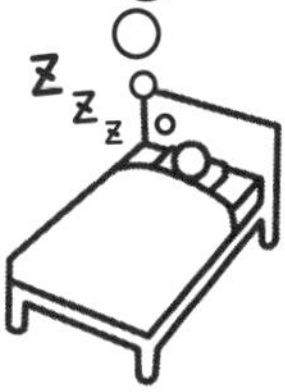

さて、私も患者さんが不眠の際、漢方薬を処方することがあります。漢方薬は不眠症治療の保険適応ですが、効果があるというはっきりとしたエビデンスは確立されていません。そのため、漢方薬を使用する場合には、効果が限定的であるということを理解しておく必要があります。

もともと、漢方薬は西洋薬のように不眠に直接アプローチするのではなく、体質を改善することによって、間接的にアプローチするもの。そのため、効果が出るのに2～4週間かかることが多いでしょう。じんわりと効く、それが漢方薬の特徴です。副作用も出にくいですが、即効性や確実な効果も得られにくいものです。

「全然眠れていないので、とにかくすぐに寝たい」「不眠によって、精神的な落ち込みがひどい」というような場合には、やはり西洋薬の処方が望ましいでしょう。
では、ここで不眠症に用いられる代表的な漢方薬を紹介します。

・「**酸棗仁湯**」（**さんそうにんとう**）
不眠症に用いられる代表的な漢方薬。心身ともに疲れているのに、寝る前に限って目が冴えてしまうという人によく用いられる。

・「**抑肝散**」（**よくかんさん**）
その名前の通り、肝の働きを抑えることで、昂《たかぶ》った神経を抑える効果が期待できる。イライラ・怒り・興奮で眠れない人に効果的。

・「**柴胡加竜骨牡蠣湯**」（**さいこかりゅうこつぼれいとう**）
日中のイライラや過緊張が原因となっている人によく用いられる。「気」の巡りを良くし、体内の熱を冷ますと同時に、心を鎮めてくれる働きがある。

・**「真武湯」（しんぶとう）、「当帰四逆加呉茱萸生姜湯」（とうきしぎゃくかごしゅゆしょうきょうとう）**

冷え性によって、交感神経のスイッチが入りやすい人によく用いられる。

こうしてみると、漢方薬は「不眠」という一部の症状を改善するものではなく、その人の不調を改善したり、体質を良くしたりといった全身のパフォーマンスをゆるやかに上げてくれるものだとわかります。

「漢方薬が全然効かない気がする」と思ってもまずは続けてみる。また、その中で何か異変を感じたらすぐに使用を中止し、医師の指示を仰ぐようにしてください。

そもそも夢はなんで見るの？見たほうがいいの？

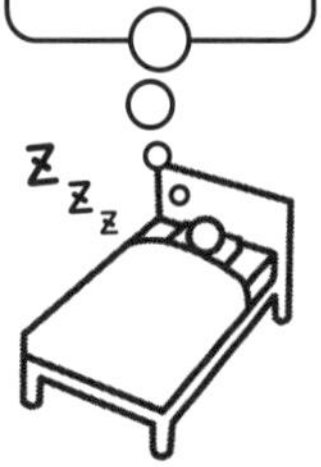

突然ですが、みなさんは夢をよく見ますか？　たいてい、朝起きると内容は忘れてしまっていることが多いですよね。ではなぜ、夢を見るのか？

実は、はっきりとした理由はわかっていません。夢の本格的な研究が始まって80年以上が経過していますが、現代でも解明されていないことが多いのです。

そんな研究の中で、一説によると「夢を見るのは脳が日中の出来事を整理するため」だと言われています。日中に経験したことや思考したことは、夜見る夢の内容に影響を与える可能性が高いのだそうです。

悪夢を見る場合も同様で、悪夢の内容は日中の体験に基づく場合が多いようです。

るのかもしれません。

「最近、悪い夢ばかり見るな」と感じる場合には、日中に何らかのストレスを抱えてい

それでは、悪夢をよく見る人はどのように対処すればよいのでしょうか。

自分でできる悪夢への対処法の1つは、**「夢日記」をつける**ことです。「夢日記？」と驚く方もいらっしゃるかもしれませんが、日記を書くことによって、ストレスの原因が特定でき、症状が緩和されることがあるのです。さらに、紙に「自分が見たい夢」を書き出したうえで、イメージトレーニングを行うと、怖い夢を見ることはぐっと減ると思います。ぜひ、一度だまされたと思って試してみてください。

また、読者のみなさんの中には、「自分は、あまり夢を見ないタイプだ」という方もいらっしゃるかもしれません。

しかし、人は起きた時に、すべての夢を覚えているわけではありません。覚えているかどうかの差があるだけで、**人は最低でも一晩に3～5つの夢を見ている**と言われています。

それでは、夢を見やすい人と見にくい人の差はどこにあるのかというと、「レム睡眠中に起きたか？」、それとも「ノンレム睡眠中に目が覚めたか？」の違いだと言われています。

この後、詳しくお話ししますが、レム睡眠は浅い眠り、ノンレム睡眠は深い眠りを指します。レム睡眠中に見る夢は、情動的でストーリーがあって、実体験に近い印象的な夢が多いのに対し、ノンレム睡眠中に見る夢は抽象的で辻褄が合わない夢が多いと言われています。そのため、レム睡眠中に見た印象的な夢は、朝起きた時に記憶に残りやすいのです。

基本的に朝起きた時に覚えている夢は、目が覚める直前に見た夢です。朝方には、自然とレム睡眠が増えるので、朝起きた時に夢の内容を覚えていることが多くなります。ところが、年をとるほどノンレム睡眠中に目が覚めることが増えることがわかっているので、「年とともに夢を見なくなった」ということが起こりやすいのです。

といっても、「悪夢を見なくなるまで年を重ねましょう」というのは難しいと思います（笑）。とにかく日中のストレスを減らすことを意識してみてください。軽い運動でストレスを発散させるのも効果的。もちろん、運動はカラオケでもボーリングでもＯＫ。ぜひ、自分の好きな運動を取り入れることから始めてみてください。

レム睡眠とノンレム睡眠、何が違う？

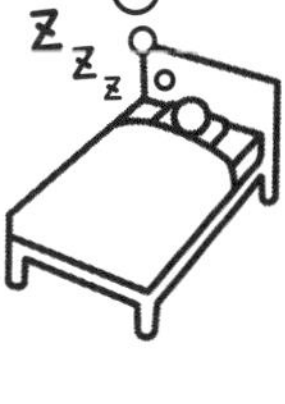

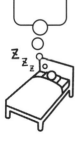

ここまでに何度か出てきた「レム睡眠」と「ノンレム睡眠」。ここで、改めて2つの睡眠の違いについて触れていきましょう。

前述のように、浅い眠りを「レム睡眠」、深い眠りを「ノンレム睡眠」と呼びます。名前の由来は睡眠時の眼球の動きにあります。浅い眠りの際には、眠っていても目が左右にキョロキョロと動く様子が観察されます。この動作は、急速眼球運動（Rapid Eye Movement）と呼ばれているため、この頭文字を取って「レム睡眠」（REM sleep）と名付けられたのです。

なぜ、レム睡眠中に目が動くのかというと、最も妥当な説は、レム睡眠の間には夢を見ることが多いため、目で夢の動きを追っているからだと言われています。

逆に、深い睡眠時には、「レム睡眠ではない眠り」という意味で「ノンレム睡眠」（non-REM sleep）と呼ばれます。


人間は、一晩のうちに、「レム睡眠」と「ノンレム睡眠」を約90分の周期で4～6回ほど繰り返します。


どうして、このようなサイクルで睡眠をとるのでしょうか。

それは、「脳」と「体」を効率よく休めるためだと言われています。レム睡眠の時には、「体の睡眠」と呼ばれ、体を休める時間となります。一方、ノンレム睡眠の時には、「大脳の睡眠」と言われていて、脳が休んでいる時間となります。

このように、交互に睡眠を繰り返すことで、脳と体を効率的に休ませているのです。

ここで、それぞれの特徴をまとめておきます。

【レム睡眠】（浅い眠り）
・「体」の睡眠

・夢を見やすい
・朝方になると、レム睡眠は浅く時間が増えるため、自然と目が覚めやすくなる

【ノンレム睡眠】（深い眠り）

・「大脳」の睡眠
・成長ホルモンが分泌される
・朝方になると、ノンレム睡眠は浅く時間が短くなる
・一番深いノンレム睡眠は、入眠後最初の90分のノンレム睡眠で訪れる。この時、いかに深く質の良い睡眠を取れるかが大事

ここではレム睡眠とノンレム睡眠はいずれも大事な作用だということを、ぜひ覚えておいてください。

枕は高ければ高いほどいい？素材は何がおすすめ？

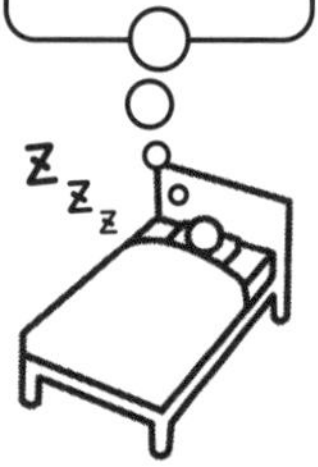

第3章で睡眠姿勢がいかに大切か、寝返りの打ちやすさが睡眠の質を決めるとお話ししました。それに合わせて枕の重要性もお伝えしてきましたが、みなさんはまだ、このような勘違いをしていませんか？

「枕の値段は、高ければ高いほど良い」
「自分の好みの枕が、体にもいい枕に違いない」
「低反発の枕は、フカフカで気持ちが良いから体にも良いはずだ」

実はこれら3つは典型的な勘違いなのです。言い方がきつくてごめんなさい！

まず1つめ、**枕の値段は、高ければ良いというものではありません。**場合によっては、手作り枕や数千円の枕のほうが、数万円の枕よりも自分に合っているということもあるでしょう。枕の値段と良さは、必ずしも比例しないのです。

2つめ、**必ずしも好みの枕が自分に合っているとは限りません。**

第1章でもご説明しましたが、たとえばフカフカの羽毛枕は、頭が包み込まれるようなゴージャスな感覚が人気のようです。しかし、長時間首が定まらない状態が続いてしまうと、適切な睡眠姿勢が保てないため、ぐっすり眠れない要因になってしまいます。

そして3つめのフカフカの低反発ウレタン枕。ここ数十年で急激に人気が出た素材の1つですが、**沈み込みやすく、通気性が悪くて夏には蒸れやすいという特徴を持っているため、必ずしも万人に適切な枕とは言えません。**

マットレスについても同様で、低反発ウレタンマットは寝返りが打ちにくい、かつ夏は熱がこもりやすいため、夏の寝苦しさにつながってしまう可能性があるのです。

さて、みなさんはこれらに該当した枕を使っていませんか？　もしかしたら「浅い眠り」

や「不眠」の原因は、枕にあるのかもしれませんよ……！

素材は低反発がいい？　それとも高反発？

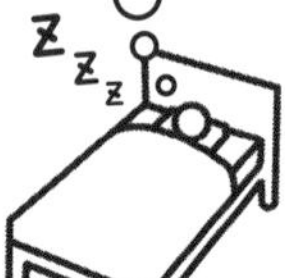

前項では低反発枕やマットレスについてお伝えしましたが、最近では、高反発の素材も人気があります。低反発と高反発の違いについてもう少し見ていきましょう。

そもそも、「低反発」（low-resistance）の素材は、１９６０年代にアメリカのＮＡＳＡがロケットを打ち上げる際に、宇宙飛行士の衝撃を和らげるために開発された素材です。

低反発の後に出てきたのが、高反発の素材です。２０００年頃からウレタンフォームを使用した寝具が人気となり、いつの間にかこれが「高反発」（high-resistance）と呼ばれるようになりました。

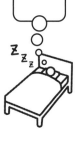

低反発と高反発の最大の違いは、その「弾力性」です。低反発は、弾力が弱いため、寝た時に体が沈み込み、体が包み込まれるような寝心地が特徴です。「フカフカ」「フワフワ」という心地よさがある反面、実は体には負担がかかることはお伝えしてきました。

一方で、高反発は反発性が強いため、寝た時に体が沈み込まず、適度な姿勢を保ってくれます。ただし、やはり寝入りばなには「硬い」という印象があるため、慣れないとなかなか寝つくのが難しい人もいるかもしれません。

気になるのが、「どちらの素材が良いのか？」ということです。それぞれのメリット・デメリットは次の通りです。

〈低反発〉
メリット：ふんわりとした、包み込まれるような寝心地
デメリット：寝返りが打ちづらい

（高反発）

メリット：寝返りが打ちやすい、腰を痛めにくい

デメリット：素材が硬く感じられる

低反発も高反発も、それぞれメリット・デメリットがあるため、一概にどちらがいいとは言えません。しかし、**「寝返りを打つために、ある程度の硬さがあるものが望ましい」という意味では、高反発の素材のほうが望ましい**でしょう。

短い期間の利用であれば、ふんわりとした寝心地の低反発のほうがよいかもしれませんが、長期間寝ていると、体が沈み込むため、腰に負担がかかったり、寝返りが打ちにくいため安眠を妨げてしまったり、夏の暑さで寝苦しくなることもあります。

ただし、体型によっても変わる可能性があります。体重が軽い人ほど柔らかめのマットレス、体重が重い人ほど硬めのマットレスが合いやすいと言われているからです。

ひとつの目安として、体重が軽くて細身の人は、柔らかめの素材の低反発、標準体型の

人は、やや硬めの高反発、体重が重たい人は、硬めの高反発を選ぶとよいでしょう。

理想的な掛け布団の重さってあるの？

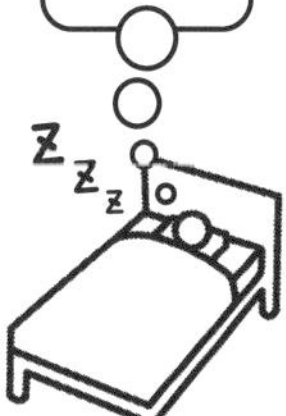

「快適な睡眠」をする上で意外と見落とされがちなのが、「掛け布団」の重要性です。枕やマットレスも大切ですが、掛け布団も安眠に欠かせません。

それでは、掛け布団はどのようなものを選べばよいのでしょうか？

睡眠には、「寝返りが必要」ということを繰り返しお伝えしていますので、スムーズな寝返りをするという観点から見ると、「軽い掛け布団」が望ましいでしょう。より具体的には、羽毛布団をおすすめします。軽くて冬は暖かく、吸湿性、放湿性にも優れているため、厚さを選べば、季節を問わず快適に使うことができます。

一方で、近年では「重たいかけ布団」が注目を集めています。とある大手家具量販店では、発売後に大ヒットして売り切れが続出したほどだと言います。その理由としては、適度な重みがあるほうが、安心感があって、ぐっすりと眠れるからだそうです。目安としては、体重の約10％くらいの重さの掛け布団がよく眠れるそうです。

実際に、アメリカのクーリー・ディキンソン病院で、32人の大人に13・6kgというかなり重めのブランケットを使ってもらったという実験があります。結果は、**33％の人が「リラックス（皮膚電位が低下）」、63％の人が「不安感が軽減」、78％の人が「落ち着いた」**というものでした（脈拍や血圧など、身体への悪影響がなかったことも確認されています）。

同様の研究は世界中で行われており、「恐怖を和らげる（台湾）」「不眠症の人に効果がある（スウェーデン）」「ホルモンバランスが安定する（アメリカ）」などの報告もあります。

このように、寝返りを阻害しないレベルの適度な重みであれば、リラックス効果や安心感があって、ぐっすりと眠るのに効果的かもしれません。

とはいえ、掛け布団を試着するというのはなかなか難しいもの。そのため私がおすすめしたいのは、軽い掛け布団を買ったうえで、自分でタオルケットなどを追加して適度な重さをカスタムメイドしていくこと。ちょっと面倒ですが、それが一番手ごろで試しやすい方法だと考えています。

抱き枕を使ってもいい？

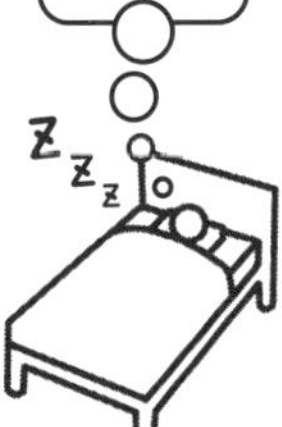

最近では、「抱き枕」も販売されているため、睡眠中に抱き枕を使ってもよいのか気になっている方もいらっしゃるでしょう。

こちらも、**「寝返りの打ちやすさ」という観点から見ると、抱き枕を使うのはあまり望ましくありません。**抱き枕は、寝ている間にどこに飛んでいくかわからないため、背中などに抱き枕が移動すれば、なおさら寝返りが打ちにくくなってしまいます。

一方で、人によって感想や使用感が異なり、抱き枕について以下のようなメリットを挙げる方もいらっしゃいます。

- 腰やお腹への負担を軽減させることができる
- 体重のかかり方が分散され、骨格への負担が減る
- 足が心臓よりも高い位置の姿勢になると、血液循環が良くなる
- 抱き枕には不安や寂しさを癒す効果がある
- 睡眠時無呼吸症候群がある人、横向きで寝る人には向いている
- 妊娠後期の妊婦さんに推奨されている「シムス」の体勢をとるのに適している

こうやって挙げていくとメリットばかりですが、やはり私からすると、長時間使用する枕としてはあまりおすすめできません。**寝違えの原因になる場合もある**からです。抱き枕を使う場合には、お昼寝などの短時間の睡眠に使う程度にとどめておきましょう。

よく寝違えます。原因は何でしょうか？対処法はありますか？

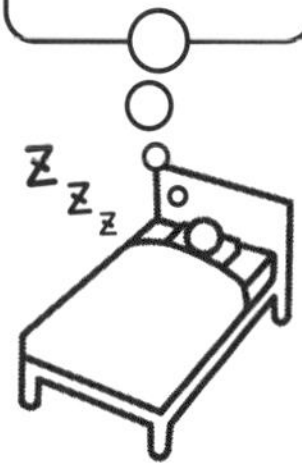

患者さんの中には「先生、寝違えてしまって……」とたびたび寝違えを起こして駆け込んでくる方がいらっしゃいます。見るからに辛そうで、そのたびに寝違えない方法をできる限りお伝えするようにしています。

読者のみなさんの中にも「寝違えることが多い」という方もいらっしゃるでしょう。では、「よく寝違えてしまう」という人は、どうすればよいのでしょうか。

そもそも寝違えとは、**「朝から首の障害・痛みが生じる」**ことです。

朝起きて、首に急激な痛みがあったり、首が回らない、首を左右に動かすと痛みが生じるというような症状がある場合に、「寝違え」と呼ばれます。

寝違えは、寝ている間に、首に何らかの負担がかかってしまうことで生じます。寝ている間に首に負担がかかることで、首に炎症が起こり、首が回らないという現象が生じてしまうのです。

原因としてはさまざまなことが考えられます。例えば、前日に激しい運動をして、首を痛めてしまっていたという場合。あるいは、合わない枕を使っていて、首に負担をかけてしまったという場合。さらには、酔っぱらっていて記憶なく眠ってしまって寝返りをほとんど打たずにいた場合……考えただけで痛そうですが、このように寝違えにはさまざまな要因が考えられます。

その中でやはり、**寝違えの原因のトップは「合わない枕を使っていること」**ではないかと思います。

寝違えの中で最も多い要因は、寝ている間に「椎間孔《ついかんこう》」と呼ばれる、神経が出てくる骨の出口が狭くなることで、神経が圧迫されることで生じる不具合なのではないかと言われています。つまり、この神経を圧迫せずに眠ることが大切なのです。**神経を圧迫させない**

ためには、何より「自分の首の高さに合った枕を使うこと」、そして「寝返りを打ちやすい枕を使うこと」です。

今使っている枕で、朝起きた時に一度でも寝違えを起こしたことがある人は、できるだけご自身に合った、「硬めの枕」を使ってみてください。「あれ？　最近寝違えないぞ？」と感じる瞬間が必ずくるはずです。

寝ている間に睡眠の質をはかることができる!?

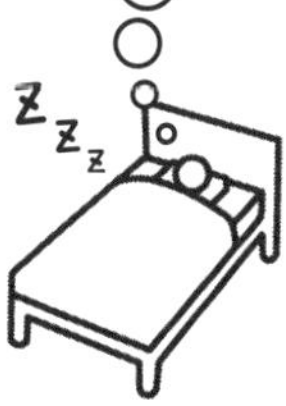

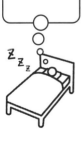

私は常々「睡眠はブラックボックスで、自分のことなのに理解するのが難しいことだ」と思ってきました。しかし、テクノロジーの進歩によって、寝ている間の動きやいびき、呼吸数などが手軽にわかるようになってきました。そう、「スリープテック」と言われる

分野で、世界的なブームとなっています。スリープテックとは、睡眠の質を上げる技術のこと。その中でも、最も関心が高いのが、寝ている間の睡眠の質をはかる「睡眠トラッカー」です。

「睡眠トラッカー」を使えば、睡眠時間だけでなく、「レム睡眠とノンレム睡眠の回数」「睡眠の深さ」「寝返りの回数」「いびきをかいているか」などが測定できます。

さらに、高性能なものであれば、

・寝ている間に寝返りを打つようにサポートしてくれるもの
・眠りが浅いレム睡眠の時に、体にやさしい振動で起こしてくれる機能
・入眠サポートとしてホワイトノイズ（さまざまな周波数の音を同じ強さでミックスして再生した雑音の一種）を流してくれるもの

などもあります。

代表的なものは次の通りです。

【スマホアプリ】

一番手軽に使えるのが、アプリです。スマホやタブレットでダウンロードでき、無料で使えるものから有料のものまで、さまざまなアプリがあります。使い方も簡単で、寝ている間に枕元でアプリを起動しておくだけです。

体の動きや呼吸、いびきの音などによって睡眠の質を計測してくれます。精度はあまり高くありませんが、試しに自分の睡眠の質を計測してみたいという人にはちょうど良いでしょう。

【スマートウォッチ】

スマートウォッチには、睡眠中の状態をはかる機能がついています。心拍数や体の動き、血圧、さらにはレム睡眠・ノンレム睡眠の時間や呼吸数などもセンサーによって計測してくれます。しかし、医療機器顔負けと言いたいところですが、機能や精度は機種によってさまざまです。しかし、ひとつの目安にはなるでしょう。また、スマホのアプリと連動させることもできるので、快眠度がどれくらいなのか、日々チェックすることができ、「快眠を目指す」アプリもあるようです。

【指輪型（スマートリング）】

最近では、よりコンパクトな指輪型のものもあります。睡眠の質や日中の活動を計測し、スマホのアプリと連動できるものもあります。スマートウォッチと比べて圧迫感などもないため、手軽に計測することができます。

【枕元やマットレスの下に敷くタイプ】

腕の動きや寝返りなどによって、睡眠の質を計測してくれます。

【ヘッドバンド】

より本格的に計測する場合には、脳波を測定する商品もあります。

このように、ブラックボックス化していた睡眠中の動きがわかるようになりました。不眠で悩んでいる場合、このようなツールを使うことによって、不眠を改善できる部分もあるかもしれません。検討してみる価値はあると思います。

目覚まし不要！ 自己暗示で起きる方法があるって本当？

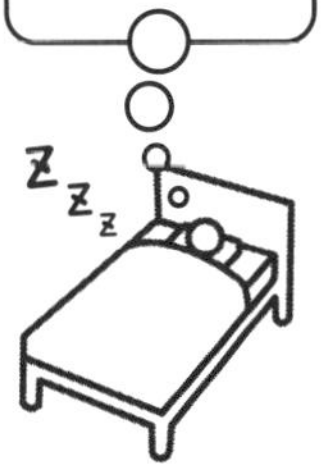

不眠のお悩みについてこれまでお伝えしてきましたが、それと同じくらい悩まれているのが、「朝起きられない」という問題です。お子さんから大人まで、「朝が苦手」という人は多いもの。ある患者さんは「毎朝寝坊できないから」といって、10分ごとにスマホのアラームをセット。それも、ベッドから少し遠いところに置いて、必ず起きるようにしているのだそうです。

夏はまだしも、冬は寒くて起きることもあるのだとか……。これでは、風邪をひくなど別の病気を引き起こしてしまいそうです。

また、必ず目が覚めるといっても目覚ましのけたたましい音にびっくりしながら起こされるのでは、気持ちの良い目覚めとは言えませんよね。そんな方々にぜひ試していただきたいことがあります。

それが、「自己覚醒」と呼ばれる方法です。**「自己覚醒」ができるようになると、起きたいと思った時間の数分～20分前に自然に起きることができるようになります。**

「本当にそんなことができるのか？」と思う人もいるかもしれません。

しかし、人間は起きたい時間に目を覚ます能力を生まれながらに持っているのです。**研究によると、訓練すれば1週間で8割の人が、目覚まし時計なしで自然と目が覚めるようになったと言います。**

かくいう私自身も、長年、目覚まし時計を使わずに毎朝自然に起きることができています。しかも、やり方もとても簡単です。

夜寝る前に、「明日は何時に起きよう！」と考えて枕をその時間の分たたくだけ。例えば、6時に起きたいのなら、6回枕をたたくのです。急におまじないじみた話になってしまいましたが、これは一種の自己暗示であり、自分で自分に「できる」と思い込ませる方法でもあるのです。

そしてそれを聞いた体は「その通りにしよう」と起きる準備を始めてくれるのです。自己暗示というか、イメージトレーニングといったほうが想像しやすいかもしれませんが、いずれにしても自分は6時に起きることができる、それを植え付けるのです。

しかし「それでも心配だ」という方もいらっしゃるでしょう。そんな時は、テクノロジーに力を借りましょう。ご自身の睡眠サイクルを解析し、浅い睡眠の時に起こしてくれる目覚ましデバイスもあります。これらを使うと、すんなりと起きることができるはず。ご自身に合った方法を探してみてください。

アロマテラピーは不眠に効く？

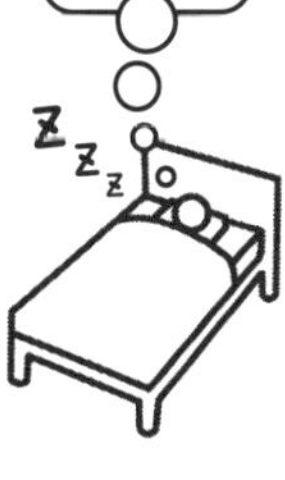

さまざまな不眠解消法をご紹介してきましたが、眠れない時には「香り」の力を借りてみるのもひとつの手です。取り入れやすい方法としてはアロマテラピーでしょうか。アロ

マテラピーとは、植物から抽出したエッセンシャルオイル（精油）の香りを楽しむものです。**香りは、自律神経を整え、リラックスさせてくれるため、寝る前に使うと安眠に効果を発揮してくれます。**

不眠に効果があるアロマテラピーには、次のようなものがあります。

【不眠におすすめのアロマオイル】

・ラベンダー：心身をリラックスさせる
・ベルガモット：安眠効果・リラックス
・カモミール：不安・怒り・緊張を鎮静させる
・ネロリ：興奮を鎮める
・ゼラニウム：不安やストレスを軽減する
・オレンジ：緊張をほぐし、リラックスさせる

ちなみに、個人的にはラベンダーの香りが好きです（笑）。ご自身で好きなアロマオイ

ルを選んでみるとよいでしょう。ただし、好みでない香りを選んでしまうと、かえってストレスを感じ、逆効果になってしまうこともあります。自分が好きでリラックスできる香りを選びましょう。

使い方としては、ディフューザーなどを使ったり、ティッシュペーパーやハンカチなどに精油を数滴たらして使う方法もあります。そのほか、お風呂に入れたり、フットバスに使ったりするのもおすすめです。

「アロマテラピーなんてただの民間療法でしょう」と考えている方もいらっしゃるかもしれません。これは豆知識ですが、フランスではれっきとした医療行為に該当します。アロマを内用薬として使うこともあるのだそうです。もちろん海外のことですので、日本と比べるべくもありませんが、ひとつの不眠解消法として知っておいてもよいのではないでしょうか。

あとがき

「枕を変えただけで、長年の痛みが消えてよく眠れるようになりました」

そんな喜びの声を今でもよくいただきます。

特に頭痛や肩こりに悩む方や、首に問題を抱えている方々はその変化をことさらに感じるようです。私は「それじゃ枕があれば医師いらずですね」なんて返しています。それは冗談としても、日々の睡眠が心身に与える影響がいかに大きいか、患者さんを通して私自身が一番感じているのです。

睡眠に関する知識やマインドを本書でお伝えしてきましたが、本文でもお話ししたように睡眠トラブルの原因は1つだけではありません。

ストレスやうつ傾向が強い方は精神科や心療内科を、また頭痛がひどい場合は神経内科や脳神経外科などを受診するとよいでしょう。

一方で肩こりや首こりで、眠りも浅い場合は、一度整形外科を受診し、「よく眠れない」と相談してみてください。そこで整形外科の先生の対応外ということになれば、改めて他の可能性を探ってみればよいのですから。

私の願いは、各診療科が協力し、一人でも多くの「睡眠難民」が減る手助けをすること。

それと同じく、一般の方々が睡眠に関する知識やご自身に合った睡眠術を知っていれば、おそらくムダな薬も、医療費も減っていくでしょう。実際、東京大学の研究チームが行った不眠に関する研究によると「薬物療法よりも、行動認知療法を行うほうが不眠を解消する効果は高い」ことがわかっています。

私もこの研究結果には同意です。薬を飲んでいるだけで「よく眠れる」ことはないからです。

そういう意味では、毎日しっかり眠るためには良い睡眠姿勢に加え、「起きたことをどう捉えるか」すなわち、物事を楽観的に捉え、自分で自分を追い込まないようにすることが大事になるでしょう。実はそれが、睡眠にとって一番の薬なのではないかと考えています。

さて、本書を読んだみなさんの中には、まじめで完璧主義で、何事も一生懸命頑張る方も多いと思います。「休む」ことを心のどこかで「悪」のように感じていませんか。そんな罪悪感や後ろめたい気持ちが起こった時、ぜひ、この話を思い出してみてください。

食事、運動、睡眠が健康な生活に大切な3本柱であることは、多くの方が理解されています。睡眠に関してはエビデンスが不足し、食事や運動に比べて、取組みが遅れていましたが、2023年は大きな転機になりました。一般社団法人「日本睡眠協会」が設立され、厚生労働省も約10年ぶりに健康づくりのための睡眠ガイドの改訂を行いました。

また山田朱織先生もシュプリンガー・ネイチャー社より英文で『枕の教科書』を出版されました。2024年も睡眠に関する本が続々と出版されています。

本書では他の書籍ではほとんど触れられていない睡眠姿勢について専門的になりすぎず、一般の方に理解していただけるような説明を心がけました。

最後になりましたが、本書を書くにあたって多くの方々にお世話になりました。特に、山田朱織先生には執筆にあたり多くのお力添えをいただきました。本当に感謝しております。

また、普段私を支えてくれている家族、クリニックのスタッフ、何よりここまで読んでくださった読者の方々に感謝しながら筆を置きたいと思います。

本当にありがとうございました。

参考文献・資料

『枕を変えると健康になる』山田朱織著、あさ出版
『睡眠姿勢革命』山田朱織著、日本評論社
『スタンフォード式 最高の睡眠』西野精治著、サンマーク出版
『不眠 睡眠負債・睡眠時無呼吸 不眠症治療の名医が教える最高の治し方大全』
平田幸一ほか6名著、文響社
『50歳からのこれでグッスリ!! 眠りの習慣』保坂隆著、小学館
『山田朱織 枕研究所ホームページ』(https://makura.co.jp/)

【著者略歴】

小林恵三（こばやし　けいぞう）

医師。医学博士。整形外科専門医。

1994年神戸大学医学部卒業。同大学整形外科教室入局、神戸大学医学部附属病院、神戸労災病院、三菱神戸病院など関連病院で勤務。1999年神戸大学大学院修了。

2008年小林整形外科クリニックを開業し、日々の診療の傍ら、2009年から2010年にかけて毎週ラジオにて健康情報を発信する。『信頼の主治医名医30』（ぎょうけい新聞社）に掲載されるなど、テレビ、新聞、雑誌の取材多数。

2011年医療業界では初となる、ジャパンタイムズ「次世代を担うアジアのCEO100人」に選出される。2011年より2024年までインターネットTV『覚悟の瞬間』に出演し、週間視聴男性No.1獲得。

2015年より山田朱織枕研究所と業務提携し、オーダーメイド枕である「整形外科枕」の普及に努めている。

装丁／宮澤来美（睦実舎）
本文デザイン・本文イラスト／tomoart
制作協力／松本圭司（株式会社のほん）
構成／掛端 玲、しげみ さき
編集／田谷裕章

整形外科医だから教えられる 心と身体がラクになる〝快眠〟テクニック

2024年10月31日　初版第１刷発行

著　　者　小林恵三
発 行 所　株式会社 游藝舎
東京都渋谷区神宮前二丁目 28-4
TEL：03-6721-1714
FAX：03-4496-6061
印刷・製本　中央精版印刷株式会社

ISBN 978-4-911362-00-6　C0077